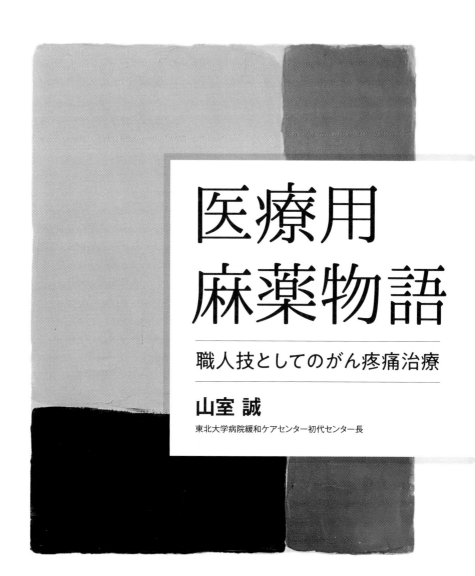

医療用麻薬物語

職人技としてのがん疼痛治療

山室 誠
東北大学病院緩和ケアセンター初代センター長

中外医学社

はじめに

　2015年，トヨタ自動車の元役員が国際宅配便の小包にオキシコドン（oxycodone）を入れて逮捕された事件が報じられました．これについて，当の元役員の説明として「米国ではオキシコドンは鎮痛薬として普通に使用されているので，"麻薬"という意識が少ないが，日本では麻薬に対して厳しい規制があるので，（入手が難しいと考えて）送ってもらった」というような趣旨の発言が報じられました．

　それから間もなくオキシコドンを開発した米国のパーデュー・ファーマ（Purdue Pharma）社の破産申請のニュースが流れ，その理由が医療用麻薬のオキシコドンの依存性についての十分な説明がなかったことに対する補償金問題だとも報じられました．

　その影響もあってのことなのか，米国の疼痛学会が2019年6月に突然解散したというニュースも入ってきました．

　米中貿易摩擦の首脳会談の重要話題に1つとして中国からメキシコを介して米国に入ってくるフェンタニル（fentanyl）の規制が話し合われ，とりあえず合意に達したということにも驚かされました

　しかも，いわゆる闇ルートではなく，医者によって処方された「医療用麻薬」が供給源になっている可能性が高いことも報じられました．

　日本と米国では事情が違うし，制度も異なるので危惧するには及ばないという論調の文章もいくつか読みました．しかし，今の方々にはピンと来ないでしょうが，我々の世代（団塊の世代より少しだけ高齢者）は「アメリカがクシャミをすると，日本は風邪をひく」といわれて育ちました．案の定，厚生労働省から2018年3月に「医療用麻薬の乱用防止製剤について」の通達が出されました．

　筆者は2020年6月でちょうど医者として50年を迎えました．研修医制度がなかった時代でしたから，麻酔科に直接入局して，手術関連の痛みからペインクリニック（pain-clinic），さらにがんに伴う痛みから緩和医療と半世紀にわたり痛みの治療に携わってきました．

　WHOがん疼痛治療によるオピオイド（opioid）の普及とともに，医療者の不適切使用などとは無関係と思われた麻酔薬のケタラール（Ketalar = ketamine）の麻薬指定やモルヒネによる眠気対策としてのリタリン（Ritalin = methylphenidate）の使用が不可能になった経験もしました．その間に得たオピオイドへの知見を一言で象徴的にいうならば「たった1粒のモルヒネ（morphine）なれど……，正確な知識に裏付けられた手間・暇を費やせばがん疼痛（がん患者の痛みではない）の治療を可能にしてくれた最初の薬である」ということです．

　しかし，我々の世代の医者（緩和医療のシーラカンスとか三葉虫と呼ぶ若い方々もいるようですが）がたった1粒（1アンプル＝ ample）のモルヒネの効果に感激すらした，あのありがたさは徐々に忘れ去られていくように感じています．それは取りも直さず，本邦でも，無意識の（あるいは悪気のない）「医療用麻薬の不適切使用」につながりかねないと感じて筆を執ることにしました．

　いわゆる痛みの治療の教科書ではなく，医療従事者，とりわけ看護師や薬剤師の方々に改めて「麻薬の恩恵と注意点」を整理しなおしていただくための参考資料です．というのは国立がん研究センター中央病院緩和医療科の石木寛人先生はWHOガイドライン2018版を特集した『緩和ケア』誌中の「がん患者に対する鎮痛治療の原則」の3番目として「患者，介護者，医療従事者，地域社会，社会の安全にも目を向ける」という一項目を設けて，家庭内に麻薬があると子供や若者あるいはほかの家族がそれを意図せず過剰摂取してしまう危険性がある．オピオイド鎮痛薬は家庭レベルでも安全かつ厳重に保管しなければならない[1]と述べています．

　しかしながら，患者さんの自宅にお伺いすると，必ずしも家庭レベルでも安全かつ厳重に保管されているとはいいがたい状況を目にすることもあります．

　患者さんの家庭に伺う機会の多い看護師さんや保健師さん，あるいは介護士さん，さらにこの件ではより重要な役割を担う薬剤師さんに，筆者らが歩んできた道のりを知ることによって，「麻薬の恩恵と安全使用上の注意点」を再認識してもらうための物語的資料を目指しました．

　そこで注意したことが片仮名語です．実は2013年にNHKが「ニュース番組で話される外来語や画面に表示される片仮名語がわからない」という理由で，名古屋在住の方から440万円の賠償請求で訴えられたことがありました．すると，それに呼応するかのようにある看護大学の教員から「看護学生の教科書はもっとひどい！片仮名語だらけだ．しかも原語の綴りも書けない．そんな片仮名語は無国籍語で，外国人看護希望者の国家試験不合格の一要因でもある」というような趣旨の投書が寄せられました．確かに英語圏では"TV"は通じても"テレビ"は通じません．これがきっかけかどうかは知りませんが，それから間もなく看護師の国家試験の片仮名語には英語が併記されるようになったと記憶しています．そこで，本書でも片

仮名語や略語には英語をカッコ書きで併記するように心がけました（繰り返し出てくる単語は，初回のみ併記で以後は片仮名表示にしました）．

　もう1つ気になっている点は，出典文献などが不明な事項があることです．その理由ですが，東日本大震災の時に自宅の本箱が倒れ，足の踏み場もないほどに本や書類そしてフィルムスライド（film-slide）が散乱しました．いずれ片付けるつもりでいたのですが，もう大学も退職していましたし，これらの資料も使うことはないだろうと思ったのと，散らかった書類と散乱した本の山を見るたびに出るのは溜息ばかりで，このままの状態では前に進めないと感じて，お盆休みに，一気に廃棄してしまったからです．

　しかし，今になり，こうして文章を書くとなると大事なものに限って捨ててしまったように思われてなりません．そんなわけで，出典が確認できなかった事項や，筆者の記憶に頼る記述に関しては，本文から外して《Reference》《Notes》《Noise》などとして記載したので，ご容赦いただければ幸いです．

　　　　2021年7月
　　　　　　　　　　COVID-19 による stay home の自宅にて
　　　　　　　　　　　　　　　　　山室　誠

文献
　1）石木寛人．がん患者に対する鎮痛治療の原則．緩和ケア．2021；31：9-12.

目次

第Ⅰ章　麻薬嫌忌期

がん疼痛患者との出会い ………………………………………………………… 1

1970年代のがん患者の痛み …………………………………………………… 1

当時のがん疼痛への対応 ………………………………………………………… 2

1) なぜ麻薬ががん疼痛の鎮痛薬として使用されなかったのか ……………… 3

2) ではどうして鎮痛薬としてモルヒネが使用されなくなったのか

　（麻薬の使用制限への流れ）………………………………………………… 4

　　　Notes　　筆者が医療現場で感じていたこと　4

　　　Reference　なぜモルヒネが安楽死の薬と思われているのか　5

3) 当時は，病院でも麻薬は一切使用されていなかったのか ………………… 6

　　　Notes　　ペチジンとメサドンはどっちが古い？　7

4) 麻薬中毒を起こさない強力な鎮痛薬の開発 ……………………………… 7

　　　Reference　ペン中・ソセ中　7

がん疼痛患者への麻酔科のペインクリニックでの対応 …………………… 8

1) 硬膜外ブロック ……………………………………………………………… 8

　　　Notes　　硬膜外ブロックの鎮痛効果の素晴らしさ　9

2) 病室での硬膜外ブロックは無効だった ………………………………… 9

3) 除痛期間延長のための神経ブロックへの移行 ………………………… 10

　　　Reference　神経破壊薬による神経ブロック　10

4) 薬剤による対応は鎮痛ではなく麻酔だった？ ………………………… 12

第Ⅱ章　モルヒネ治療準備期

術後鎮静法―くも膜下あるいは硬膜外モルヒネ注入法 ………………… 14

1) オピオイド受容体（opioid receptor）と内因性モルヒネの発見 ……… 14

　　　Notes　　オピエート（opiate）とオピオイドの違い　15

　　　Notes　　逆ルートでの発見　15

2) くも膜下モルヒネ注入法 ……………………………………………… 15

　　　Notes　　日本におけるくも膜下モルヒネ投与の始まり　15

3）硬膜外モルヒネ注入法 ·· 16

　　Notes　昭和天皇の麻酔　16

4）術後疼痛管理の硬膜外モルヒネ注入法は
　　麻酔科医によるがん疼痛治療の基礎固め ···················· 17

　　Notes　神様・仏様・モルヒネ様　17

ブロンプトン・カクテル（Brompton cocktail） ··············· 18

　　Reference　ブロンプトン・カクテルの歴史　18

　　Notes　アヘン mixture　18

1）日本におけるブロンプトン・カクテルの評価 ·············· 19

2）本邦でブロンプトン・カクテルが普及しなかった理由の考察 ·········· 19

　　Notes　麻薬指導・管理の障壁（宮城県の場合）　20

　　Memories　筆者が体験した麻薬のトラブル（trouble）　20

　　Notices　筆者の不始末でご迷惑をおかけしました　21

がん疼痛治療法に"黒船"がもたらしたもの ····················· 22

1）WHO のがん疼痛救済プログラム ······························ 22

　　Notes　外科的除痛法の評価　23

2）WHO がん疼痛治療暫定指針 ···································· 23

　　Notices　痛みの強さと鎮痛薬の強さを合致させる　24

　　Memories　空港でのすごい出迎え　24

3）日本での広報（日本ペインクリニック学会での報告） ·········· 24

　　Notes　武田文和先生の不安　25

4）麻薬規制の緩和 ··· 25

　　Notes　麻薬と覚せい剤と大麻　26

　　Notes　不正使用で使用できなくなった薬剤　26

　　Notes　オピオイドの中止方法が追加される　27

　　Notes　時代は変わる⇒医療者も変わらないと　28

第Ⅲ章　WHO 方式によるがん疼痛治療黎明期

WHO 方式によるがん疼痛治療の開始 ····························· 29

1）WHO 方式によるがん疼痛治療指針の 5 原則 ··············· 29

2）WHO 方式によるがん疼痛治療法の実施説明 ·············· 29

　　Notes　段階的使用法は削除されたがリン酸コデインの必要性は残る　31

　　　Notes　　疼痛時頓用薬の常備　33

　　　Notices　レスキューと疼痛時頓用は同じ意味なのか　33

　　　Notices　抗がん剤も「藪医者方式」→多剤乱発　35

　　　Notes　　モルヒネに対する不安解消と慎重投与　36

モルヒネ徐放薬（MS コンチン錠）⋯⋯⋯⋯⋯⋯⋯⋯⋯⋯⋯⋯⋯⋯⋯⋯ 38

1）MS コンチン徐放薬の特徴⋯⋯⋯⋯⋯⋯⋯⋯⋯⋯⋯⋯⋯⋯⋯⋯⋯⋯⋯⋯⋯ 38

2）使用にあたっての注意事項⋯⋯⋯⋯⋯⋯⋯⋯⋯⋯⋯⋯⋯⋯⋯⋯⋯⋯⋯⋯ 38

3）MS コンチンの発売⋯⋯⋯⋯⋯⋯⋯⋯⋯⋯⋯⋯⋯⋯⋯⋯⋯⋯⋯⋯⋯⋯⋯ 39

　　　Rumor　　「昔ばなし」風 MS コンチン発売の逸話　39

　　　Notes　　『コンチン教』　40

モルヒネの持続静注法⋯⋯⋯⋯⋯⋯⋯⋯⋯⋯⋯⋯⋯⋯⋯⋯⋯⋯⋯⋯⋯⋯⋯ 41

　　　Notes　　モルヒネ大量投与時の想い出　41

1）なぜこんなに大量のモルヒネを使用しても呼吸抑制が起こらないのか，
　　そして鎮痛できないのか⋯⋯⋯⋯⋯⋯⋯⋯⋯⋯⋯⋯⋯⋯⋯⋯⋯⋯⋯⋯⋯ 43

　　　Notes　　酒と盃の仮説と「痛みによるドパミン（dopamine）の遊離抑制」　45

　　　Reference　ドパミン（dopamine）＝ "happy hormone"　45

2）「医療用麻薬」といわれる理由⋯⋯⋯⋯⋯⋯⋯⋯⋯⋯⋯⋯⋯⋯⋯⋯⋯⋯ 46

モルヒネの持続皮下注法⋯⋯⋯⋯⋯⋯⋯⋯⋯⋯⋯⋯⋯⋯⋯⋯⋯⋯⋯⋯⋯ 47

　　　Notes　　高濃度モルヒネ溶液の発売　48

　　　Memories　携帯型持続注入ポンプ　48

　　　Memories　バルーン型の持続注入器に充填されたモルヒネの扱い　48

　　　Reference　モルヒネに関する「得する知識」　49

　　　Reference　モルヒネの代謝に関する注意点　50

オピオイド供給隆盛期⋯⋯⋯⋯⋯⋯⋯⋯⋯⋯⋯⋯⋯⋯⋯⋯⋯⋯⋯⋯⋯⋯⋯ 50

1）オキシコドン（oxycodone）⋯⋯⋯⋯⋯⋯⋯⋯⋯⋯⋯⋯⋯⋯⋯⋯⋯⋯⋯⋯ 50

　　　Rumor　　噂を信じちゃいけないよ！　51

　　　Memories　大腸がんの患者さんの感激の言葉　52

　　　Memories　オキシコドン注射液はオキファスト発売以前にもあった　52

　　　Notes　　オキシコンチン TR 錠の発売　54

2）フェンタニル（fentanyl）⋯⋯⋯⋯⋯⋯⋯⋯⋯⋯⋯⋯⋯⋯⋯⋯⋯⋯⋯⋯⋯ 55

　　　Noise　　アヘン・ペルシャンタン・チャイナホワイト　56

　　　Notes　　「耳なし芳一状態」　57

　　　　Noise 「飲み薬でなく，バシッと効くように注射をしてください」 58

　　　　Noise 「自分で入れた坐薬の方が早く効くから，自分で挿入するよ」 58

第Ⅳ章　オピオイド普及期

がん疼痛へのオピオイドの normalization と格差の拡大 …………………… 60

医師・施設によってがん疼痛治療の技量はバラバラ ……………………………… 60

　　　　Notices 立場の逆転 61

1）よい薬も発売されたし，がん疼痛治療法は簡単になった ………………… 61

　　　Reference オピオイドスイッチング 62

　　　　Notes 「オキシコンチンやフェンタニルは怖くないが，モルヒネは嫌です」 62

　　　　Noise 麻酔薬のエーテルと同じ道？ 63

2）リハビリは患者が努力，除痛は医者が努力 ……………………………………… 63

3）「最近のがん終末期の患者さんは静かになったのー」（悪気なき過剰投与）…… 63

4）日本語は痛みの表現には不向き …………………………………………………… 64

　　　Reference 英語での痛みの表現の例 65

　　　Reference 中国語での痛みの表現の例 65

5）「痛み」と「痛み刺激」は違う ………………………………………………… 66

　　　　Noise 痛みを表現する仙台弁 66

6）痛みの解剖生理学 …………………………………………………………………… 67

　　　Reference 脳での痛みの認知 70

痛みの診断—この痛みに鎮痛薬は効くのか？
とりあえずのオピオイド使用は正しいのか？ ……………………………………… 71

　　　Reference PEACE プロジェクト 71

1）がん患者の痛み≠がん疼痛 ……………………………………………………… 72

2）鎮痛薬以外の薬が著効を示す痛みも多い ……………………………………… 73

　　　Reference 鎮痛薬以外の薬が著効を示す疾患 73

　　　Reference 痛みの問診で尋ねること（診療情報としても必要な事項） 73

　　　　Notes 「福島の酒」の風評被害からの復興 74

　　　　Notes フェンタニルよ，お前もか！ 76

　　　　Notices オピオイド版薬剤負荷試験（opioid version DCT）の重要性の再確認 76

　　　　Notes 「お試し・効果確認投与」が緩慢とは限らない（緊急時の morphine version DCT） 77

3）痛みの治療における疼痛時頓用薬（頓服）という概念の再構築 ………………… 78

Reference 「頓服（頓用）」について　79

Notes 「疼痛時頓用薬＝レスキュー薬」と考えているあなたは変わらなければならない　82

4）"レスキュー薬"の効果確認は診断も兼ねる医療行為 ……………………………… 83

5）超短時間型オピオイド（ROO: rapid onset opioid）の発売を促した突出痛 … 83

Notes 薬を届けた時には「もう痛くないよ」　84

Notices 患者さんは薬剤師としても優秀です　84

Noise せっかく「超短時間性」がうたい文句なのに　85

BREAK TIME 突出痛があるなら突凹痛（緩解期）もある？　85

Reference 「突凹痛（??）」への回答　87

いつも静かにうとうとしている（傾眠）っていいことなの？ ………………………… 88

1）傾眠はがん疼痛治療の宿敵！
痛みの治療には患者さんの明晰な判断力と意思表出能力が必須 ……………… 88

Reference 信用できない言葉と痛みを和らげる仕草　88

2）オピオイドが関与している可能性が考えられる傾眠 ……………………………… 89

「鎮静補助薬」についての不満 ………………………………………………………… 90

Noise 「しびれ」も地方でいろいろ　91

Noise 帯状疱疹の治療法と帯状疱疹後神経痛の治療法　92

「藪医者方式」が作り出した「多罪乱発」 ………………………………………… 93

1）がん治療も痛みの治療も「藪医者方式」 ……………………………………………… 93

2）前医からの継続で詳細は不明 ………………………………………………………… 93

「呼吸苦」の緩和にモルヒネ …………………………………………………………… 94

BREAK TIME 呼吸とモルヒネで一席　95

1）呼吸調節における二重支配の利用 …………………………………………………… 97

2）呼吸困難感へのモルヒネ水の吸入療法 …………………………………………… 97

Notices やっとがんで死ねる国になりました　97

オピオイドの過量投与による呼吸抑制 ……………………………………………… 98

1）オピオイドによる呼吸抑制への対応 ………………………………………………… 99

2）筆者らが推奨する対応法 ……………………………………………………………… 99

第Ⅴ章　オピオイド鎮痛法の再検討期

新しいオピオイド製剤 ………………………………………………………………… 102

Memories 「もう神経ブロックなんて要らなくなるんでしょうね」　102

　　Notes　Tamper resistant　103

　　Notes　昭和の麻酔科医には懐かしい「クリスピン・コーワ」注射液　105

がん患者の死亡 1 週間前の痛みはひどい（オピオイドの限界か？）……………… 105

1)　他に鎮痛手段がないという判断……………………………………………… 107

　　Notices　「がん疼痛治療科」の独立とその動機　108

　　Memories　40 年前と同じじゃないの　108

2)　がん患者の痛みの状況の変化に対応した痛みの治療が必要……………… 108

　　Notes　20％の group に入る痛み　109

3)　新しい化学療法……………………………………………………………… 109

　　Reference　決死の覚悟で「免疫チェックポイント阻害薬」を使っている　110

　　BREAK TIME　消滅した「意識下麻酔法」が緩和医療に復活　110

　　Notes　とどめを刺して下さってありがとう　112

「眠気なき無痛終末期」実現のための提案…………………………………………… 115

1)　神経ブロック………………………………………………………………… 115

　　Reference　オピオイドによる便秘の治療にも有効　116

　　Memories　イメージが悪いから？　116

　　Reference　肛門部痛への治療と診断の工夫　117

2)　脊髄鎮痛法（spinal analgesia）…………………………………………… 119

　　Notes　絶妙な取り合わせ　120

　　Reference　くも膜下脊髄鎮痛法と硬膜外脊髄鎮痛法の違いについて　120

　　Notes　CADD のポンプのカセットの意味すること　121

　　Notes　傾眠を避けるために麻酔科医自らが選んだ鎮痛法とは？　122

　　Notes　大腿骨骨折のある患者の透視台への移乗は「そ～っと」　124

　　Notes　オピオイドの用量は〜mg，流量は〜cc で　125

　　Reference　抗凝固薬使用中の患者さんへの侵襲的鎮痛法の問題点　127

　　Notes　医者は疎いけど　127

　　BREAK TIME　"直線の終点" から "円周上の点" に　127

3)　放射線療法…………………………………………………………………… 128

4)　「手当て」（筋筋膜性疼痛の診断とその対応）……………………………… 129

　　Notices　自分で何とかしようとする患者さん（患者さんは痛みの玄人）　131

　　Reference　急性痛に対する指圧の除痛効果　132

　　BREAK TIME　ここが変だぞ「BSC」―解釈次第では賠償金請求の動機にも　132

　　Notes　「引っ張り治療」「ゴムパッチン現象」　134

第Ⅵ章　これからの期待と不安

下腹部痛，腰・下肢痛，上肢痛に対するメサドンへの期待 ····························· 137

オピオイドに起因する傾眠の薬の開発を！ ··· 138

医療用麻薬を「gate way drugs（入門薬）」にしないために ····················· 139

　　Reference　日本じゃどうなの，オピオイド危機（opioid crisis）　141

　　Notes　フィードバックなき終末期医療　143

　　Reference　鎮静は命を縮めるか　144

2015 年の「痛みが原因の安楽死」·· 144

　　BREAK TIME　「痛みが取れると困るんです」　145

　　Memories　「刺し屋」と「聴き屋・語り屋」　147

第Ⅶ章　モルヒネでは安楽死はできない

「自然の死期」を共通言語として設定した時の言葉の定義 ···························· 150

「安楽死」は安楽な死に方か？ ··· 153

「自然死」に対する考え方 ·· 154

医療用麻薬は安楽死の薬剤ではない ·· 155

医療用麻薬一覧表 ·· 156

トラマドール一覧表 ·· 158

医療用麻薬年表 ·· 160

おわりに ·· 165

索引 ··· 169

• 第 I 章 •

麻薬嫌忌期

がん疼痛患者との出会い

　麻酔科医は，麻酔を行う前日に麻酔前回診（診察）というものを行います．麻酔を担当した患者さんが入院している病棟を訪ね，看護室でカルテや検査データ，X線写真などの画像をチェックした後に，患者さん（・家族）にお会いして，身体を診察し，麻酔の説明をしたり，質問に答えることなどを目的に行います．

　いつものようにその麻酔前回診を終わった後，窓の外を見ると雪模様だったので，「どのくらい積もったのかな」と思って（入局したての麻酔科医なんて手術室に閉じ込められたままで，外の天気もわからないのが普通でした），普段は行かない廊下の奥にある窓に進んでいくと，窓のそばの病室から呻き声が廊下にまで聞こえました．入り口に掛けられているカーテンの隙間からそっと病室を覗くと，昔の養老院のような，すえた独特の臭いのする暗い部屋で痩せ衰えた患者さんが海老のように体を曲げて横たわり，絞り出すような声で「痛い〜〜！」と呻いていて，奥様らしい人がベッドに腰かけて涙をこぼしながら患者さんの背中を擦っている情景がありました．

　何か見てはいけない，おぞましい情景を見たような気がして身震いしながらすぐに病室を後にし，再度看護室に戻って事情を聴くと，「がんの末期患者で，"痛み止め"を注射しても効かないの」という返事でした．

　その様子は脳裏に焼きつき，結局筆者の人生を左右する情景になりました．

1970 年代のがん患者の痛み

　次に挙げるのは，1970 年半ば頃の朝日新聞に掲載された灰谷健次郎氏の「いのちまんだら」というエッセイ（essay）の一部です．友人の奥様の話として紹介された記事には「末期がんの凄まじい痛みの中で，『これだけ頑張ったのだから，も

う楽にして！』と，激痛を堪えるため，手にしたタオルを噛み締め，噛み締め，ボロボロになるまで耐え抜いた．しかし願っていた『死』が彼女に訪れるのには，それから数週間が必要だった」とありました．

ケアタウン小平クリニックの山崎章郎先生の著書『病院で死ぬということ』[1](1990 年) には「K さんの最大の問題は痛みであった．天井を睨んで，歯を食いしばって激痛に耐えている．その鬼気迫る形相に，病室に行くのも気が引ける．ナースたちも同様で，最小限の訪室しかしなくなっていた」と記載されています．

日本の安楽死協会は，1976 年に発足していますが，その重要な役割として「末期がんの激痛に対する慈悲殺*や患者の自殺の防止」を掲げています．今の若い方々には想像ができないでしょうが，死ぬ瞬間まで激痛に苛まれ，「死ぬこと」だけが苦痛からの解放につながるという状況が実際にありました．

*慈悲殺：安楽死の名称の1つで，患者を不治の病の苦しみから解放するために，本人の希望に応じて死に至らせる行為があくまでも慈悲心であることを特に強調する場合に用いられる概念．

筆者も 1980 年に，がんの痛みに耐えかねて大学病院の屋上から飛び降り自殺をされた患者さんの「ドスーン」という重く不気味な地響きを，1階の看護室で聞いたことをいまだに覚えています．がんの末期の患者さんにとっては生きるということ，生命現象の維持自体がひたすら痛みを耐え忍ぶことでした．

当時のがん疼痛への対応

当時，病棟で行われていた一般的ながん疼痛の治療法は，ボルタレンなど NSAIDs（non steroidal anti-inflammatory drugs）の坐薬や注射をベース（base）に，ペンタゾシン（pentazocin = Pentagin）の筋注が主流でした．ペンタゾシンにセルシン（Cercine = diazepam）などの鎮静薬を加えた変則的な modified NLA（neurolept analgesia）方式で眠らされている場合も多く見られました．

極めて稀に麻薬も投与されていましたが，せいぜいオピスタン（Opystan = pethidine）が使用されるくらいで，モルヒネ（morphine）は皆無に近く，仮に使用しても投与量が極めて少ない上に，必ず投与回数に制限がありました．

当時のカルテの疼痛時の指示には，「ペンタゾシン 15 mg 筋注，1 日 3 回まで」とか「オピスタン 1/2A，1 日 2 回まで」などと書かれていました．

さらに驚くべきことは「痛みの訴えが頻回になる場合は，生理的食塩水の筋注」という指示が，ごく普通に出されていたことです．

* * *

ある患者さんの闘病記から抜粋しましょう.

「『頑張って！』って，これ以上何を頑張れっていうんだ．法被着て神輿でも担げというのか！」と痛みのない時には看護師を一喝したほどの人ですが，がん末期疼痛に苦しむことになった終末期には（私を医師と誤解したのでしょう），一瞬の間があって，伯父は急に居住まいを正し，『先生お願いします．ちょこっとで良かけん，痛み止めば下さい』と絞るような声で何度も繰り返し，両手を合わせて拝みました.

伯父は激痛に耐えながら，混濁する意識下で必死に医師を求めていたのだと思います．医師の回診は週に1，2回しかなく，痛み止めの注射はせいぜい4時間くらいしか効かない*のに，一日3回までしか認められていませんでした（当時順天堂大学医学部麻酔科教授 宮崎東洋先生の講演より）.

　*医者にとっては患者さんの痛みの消失よりも，麻薬による副作用や事故
　　を起こさないことの方が大事でしたし，またそのように教えられていました.

1）なぜ麻薬ががん疼痛の鎮痛薬として使用されなかったのか

まずは歴史からみてみましょう.

a）江戸時代

『本草綱目』(李時珍著) によると，日本にアヘンが輸入されたのは慶長11（1606）年で，原料となるケシの花が芙蓉に似ているという理由（他にアラビア語で"アフィーン"というのが伝わったという説もある）で，アヘンは「阿芙蓉（あふよう）」と呼ばれていたそうです．そして津軽藩ではケシが栽培されアヘンの一大産地となり，藩医の渋江抽斎が製造したアヘンを含んだ「津軽一粒金丹」は「下痢止め」として販売されていました．しかし，一部の人々では快感や眠気を催すことが知られており，「津軽」という俗称で愛好者がいたといわれています（元弘前大学麻酔科教授 松木明知先生の話より）.

b）明治時代

結核性の脊椎カリエスの痛みに苦しんだ明治の俳人正岡子規は「痛み止め」としてモルヒネ水を4回/日(6時間ごと)服用していたことが高浜虚子の書簡や著書『病状六尺』に記載されています．1900年頃の話です.

2) ではどうして鎮痛薬としてモルヒネが使用されなくなったのか（麻薬の使用制限への流れ）

a) WHO の委員会の考え方

武田文和先生の資料[2,3]を参照して筆者が推察すると以下のようになります.

「がん患者の痛みに対して十分な治療が行われなかった理由はいくつもある. 古くから強作用アヘン系麻薬は急性の痛みに用いられてきたが, その長期使用は, 耐性・依存などの発生の危惧から推奨されていなかった.

身体的依存と心理的（精神的）依存を, 医師, 看護師, 患者が混同して理解しているため, アヘン系麻薬の使用があまり行われなくなってしまっている. 保健医療担当者がアヘン系麻薬の臨床的特性について正しい専門的知識を欠いてしまっている[2].

さらに医療用麻薬と不正麻薬との混同についても「不正に使用された時に現れる麻薬の悪い顔と, 医療目的で正しく使用した時に現れる麻薬のよい顔とが区別されず混同されて受け止められている. このような現状は世界的なもので, モルヒネの正しい普及を妨げており, 各国でがん患者が無用な激痛に苦しみ続けることにつながっている[3]」.

Notes　筆者が医療現場で感じていたこと

「医療者もほとんどがモルヒネの薬理学的特性について専門的知識がなく……」との指摘がありますが, 武田文和先生も「日本の多くの医師に麻薬に対する恐怖感の由来を聞くと先輩から伝え学んだといい, その先輩も先輩から伝えられたという. そして多くの医師が本当の麻薬中毒患者を実際には見たことがない」[3]と述べておられます.

その結果, 麻薬中毒や依存・耽溺などについてそれぞれの言葉の違いを患者や家族にちゃんと説明できるほどに理解している医療者は少ないと思われます.

ちなみに「麻薬中毒」という言葉ひとつをとっても医療従事者と一般の人との間には大きなギャップ（gap）があります. 医療従事者が麻薬中毒という場合は過量投与による眠気や呼吸抑制などの急性症状を指しますし, 禁断症状は急に投与を中止した時に起こる不穏などの症状（退薬症状）で, 連用していた薬剤を急に中止した時に退薬症状が出現する状態のことを依存といいます. しかし一般の人は「麻薬中毒」というと慢性中毒症状, いわゆる耽溺状態を想像します. 中にはモルヒネは安楽死の薬と思っている人もいます. 「もういいから, 一発モルヒネを注射して楽にさせてください」といわれた医療者も少なくないはずです.

　このギャップを理解しないでひとまとめに「モルヒネの弊害」といわれては，モルヒネも立つ瀬がないでしょう.

Reference　なぜモルヒネが安楽死の薬と思われているのか

　一つには，昔（昭和時代の前・中期頃まで），祖父母が家で看取られていた時や戦地で死の床にある臨終間近の病人を苦しめないようにという気遣い（慈悲の想い）からモルヒネを注射してもらってから間もなく亡くなった人を見た体験を持つ人がおられることです．実際にオランダの安楽死容認運動のキッカケとなった，1971 年に起きた事件で，ポストマ（Postma）という女性医師が，何度も自殺未遂を繰り返す実母を安楽死させるのに用いたのは，モルヒネ 200 mg を一気に注射する方法でした.

　しかし，21 世紀の今，モルヒネが安楽死に用いられることはありません．これについては，第Ⅶ章で述べることにしました.

b) 当時のがん疼痛対策としてのモルヒネ

　若杉文吉先生は「痛みに呻吟する患者にモルヒネを投与（皮下注・筋注）すると，疼痛は嘘のように消え『さわやかな風に吹かれながら草原でうたた寝している』ような気分になり，殆どの愁訴が消失してしまう．しかしこの素晴らしい効果の持続時間は短く，十分な効果を得るためには投与間隔も短くなり，漸次投与量も増加せざるを得ない．その結果今度は逆に食欲不振・全身衰弱・嘔吐・睡眠障害などの身体的苦痛に，幻覚などによる精神的苦痛も加わり患者の状態は悪化の一途をたどる．そのため癌そのほかの悪性腫瘍の痛みに関する麻薬の投与は，患者の余命が 2〜3 週間以内と予想された場合に限る．すなわち副作用がなくモルヒネの持つ多幸感と鎮痛作用が十分に発揮される期間である．この時期ならば積極的にしかも必要十分な量を使用すべきである」という趣旨のことを述べています[4,5].

c) 筆者の私見では

　米国の南北戦争では 1853 年に皮下注射でモルヒネが投与され，絶大な効果を示しましたが，その後 40 万人にも及ぶ中毒患者が発生し，「兵隊病」という異名がつくほどだったといわれています．さらに同様のことが普仏戦争でも発生しました．モルヒネの皮下注射では，経口投与や喫煙とは異なり呼吸抑制で死亡する場合もありました．それまでのアヘンの使用法は，欧米では経口投与，中国では喫煙でしたが，注射により一気に高濃度のモルヒネの体内取り込みが可能になり，中毒患者が激増したと考えられています．本邦では，満州国設立に関して欧米列国に倣ってア

ヘンやモルヒネを用いて莫大な利益を上げるともに，アヘン中毒の怖さをつぶさに見て国内でもその使用を制限した歴史が戦後も継続して，使用されなくなっていったともいわれています．

さらに，臨終時に苦痛緩和の目的で皮下注射でモルヒネを投与し，衰弱した状態で一気に血中濃度が上昇した結果生じた鎮静と呼吸抑制により，注射後間もなく死亡したので，「末期の薬」（時には安楽死の薬）という誤解を生みだしたのではないかと推察されます．

これらの諸条件が重なって，医療者も一般の人々も「モルヒネ」と聞いただけで嫌悪感を持つようになったのではないのでしょうか．

それに拍車を掛けたのが，戦後本邦で特有の使用がみられたヒロポン（Philopon = methamphetamine）の影響で，その結果，薬理学的にも，規制する法律も異なる覚せい剤などの薬剤とモルヒネとがひとくくりにされて「怖いお薬」として日本人の脳裏に刷り込まれたことも，大きな要因として見逃すことはできないと思われます．

3）当時は，病院でも麻薬は一切使用されていなかったのか

そんなことはありません．病室では日常的に使用されていた麻薬がありました．

全身麻酔の前投薬は麻薬でした．全身麻酔を行うには，手術室にストレッチャー（stretcher）で搬送される1時間前に病室で行う「前投薬＝ premedication」なる処置が麻酔科医から指示されていました．その内容は口腔・気管内の分泌を抑えるためにアトロピン（atropine）0.5 mg（おそらくエーテル〔ether〕麻酔時代の名残りだったのではないでしょうか），麻酔前の鎮静と鎮痛目的で，オピスタン 35 〜 50 mg の皮下あるいは筋肉内注射でした．

オピスタンはペチジン（pethidine）といわれる本邦では麻薬取り扱いの合成オピオイド鎮痛薬ですから麻薬処方箋が必要です．

市中病院では鎮痛薬としてはもちろん麻酔の前投薬でも麻薬を使用することはなかったので，麻薬の処方やアンプル（ampoule）の取り扱いを学ぶのは，このような機会(全身麻酔の前投薬)しかないという教育的な理由もあったと思われますが，大学病院ではオピスタンが使い続けられていました．

現在は前投薬自体が行われなくなりました（手術患者の取り違え事件があって以来，患者の姓名・生年月日の呼称確認のため鎮静を避ける目的で使用されなくなったと聞いています）．

上皇陛下が心臓手術の時手術室へ歩いて行かれるのを TV で拝見して驚いたのを記憶しています.

 Notes ペチジンとメサドンはどっちが古い?

メサドン錠の本邦での発売が 2013 年ですから,新しいオピオイドのように感じておられる方々も多いでしょうが,その開発は 1937 年でペチジン(1939 年に合成)よりも 2 年も早く,簡便使用,習慣性が低いということが売りでした.にもかかわらず本邦ではペチジンが全身麻酔の前投薬として使用されていました.ヒドロモルフォン(hydromorphone)も日本緩和医療学会の要請でようやく発売にこぎつけたと聞いていますが,どこの,どなたが,どんな理由で麻薬の販売などをコントロール(control)されていたのか,麻薬生産者協会あたりが決めているのだろうかと思い調べてみたのですが,わかりませんでした.

4) 麻薬中毒を起こさない強力な鎮痛薬の開発

麻薬の依存性の怖さのみが強調される中で,モルヒネと同様の鎮痛力を持ち,しかも嗜癖性がなく,麻薬中毒を起こさない理想の非麻薬性鎮痛薬の開発に,世界の製薬会社が邁進するようになりました.その結果,華々しく登場したのが米国の食品医薬品局(FDA = Food and Drug Administration)推薦のソセゴン,ペンタジン(Sosegon, Pentagin = pentazocine)に代表される拮抗性麻薬鎮痛薬*でした.

*拮抗性麻薬鎮痛薬:オピオイド作動薬が存在しない状況では作動薬として作用するが,オピオイド作動薬の存在下ではその作用に拮抗する作用をもつ鎮痛薬.

 Reference ペン中・ソセ中

しかしながら後になって,開発目的とは異なり,法律上は非麻薬扱いなのですが,嗜癖性に関してはモルヒネなどのオピオイドよりも強い可能性があることが明らかになり,ペンタジン中毒(俗称:ペン中),ソセゴン中毒(俗称:ソセ中)といわれる常習患者の夜間帯の救急外来への来院や薬局からの盗難事件などが相次ぎ,厳重保管が義務付けられてしまったのは,なんとも皮肉な成り行きでした(ペンタジンやソセゴンは,あくまでも非麻薬なので,麻薬金庫にモルヒネなどの麻薬製剤と一緒に保管していると取り締まりの対象になります).

がん疼痛患者への麻酔科のペインクリニックでの対応

手術時の局所麻酔の技術を応用して痛みの治療にあたる部署として「ペインクリニック」が 1962 年東京大学麻酔学教室に開設され，日本のペインクリニックのメッカともいわれる関東逓信病院ペインクリニック科部長の若杉文吉先生が初代部長に就任されました．三叉神経痛，帯状疱疹と並んでペインクリニックの三大疼痛疾患といわれた「がん疼痛」の治療にも積極的な取り組みが行われました．

1973 年には東北大学病院においても，担当医師 1 人（筆者），月・水・金の 3 日 / 週のみの診療でしたが，手術室の一部を借りて「ペインクリニック」が新設されました．

しかし東北地方では「ペインクリニックに行くと麻酔をかけられて意識がなくなる」とか，「神経ブロックを行うと下半身麻痺になる」とかいわれていた時代でした．しかし，こんな悪評判にもかかわらず，がん疼痛に苦しむ患者さんたちだけは，新設のペインクリニックを訪れてくれました．それだけ，当時一般に行われていたがん疼痛の治療は効果が少なく，患者さんや家族は「藁にもすがる思い」で，新米医者のもとを訪れたのだと思われます．

1） 硬膜外ブロック

ペインクリニックでの主たる治療法は硬膜外ブロックでした．

硬膜外ブロックとは，脊柱管内の硬膜外腔にカテーテル（catheter）を留置し，局所麻酔薬を注入して鎮痛を得る（硬膜外麻酔法と同じ）手技です．

手術の麻酔としても使われる手技ですから，その鎮痛力は非常に強力で，首から足先まで頭部・顔面部を除くどんな部位の痛みにも（知覚低下と引き換えに）対応できます．今でも多くの痛みの治療として用いられています．

持続硬膜外ブロックというと持続的に局所麻酔薬が注入されているように考えられますが，これはその都度針を刺入する「一回法」に対する名称であって，硬膜外腔にカテーテルを留置しているのでその都度針を刺入しなくてもよいという意味での「持続」ですから，局所麻酔薬の効果が消失すると痛みが再発し，3 〜 4 時間ごとにカテーテルから局所麻酔薬を追加注入しなければなりません．

Notes 硬膜外ブロックの鎮痛効果の素晴らしさ

膵臓がんを患った評論家山本七平氏の文藝春秋に掲載された体験記[6]，奥様のご著書[7] および主治医の平賀一陽先生の講演[8] から，硬膜外ブロックの鎮痛効果の素晴らしさについて要約して自著『家で死ぬということ』[9] で述べたことがありました．

大思想家の文章を割愛抜粋，大先輩の講演を一部改変するのは大変おこがましいのですが，ご存知ない方のために，その内容を筆者なりの判断で紹介いたします．

＊　　＊　　＊

がんの治療が進歩しているにもかかわらず，がんが嫌われる理由は「末期の激痛」である．私自身 24 歳の妹を胃がんで失っているが，その「末期の激痛」はすさまじかった．ところがその私が，妹と同じような末期の激痛に襲われることになった．

家内の従兄が麻酔科医で，我が国のペインクリニックの草分けであったので，今は痛みを防ぐ新しい方法があると聞いていた．総合病院ならば「硬膜外ブロック」をしてくれるだろうと思い，痛みに耐えかねて救急車でK病院に駆け込んだ．そして「硬膜外ブロック」を切望したが，「あれは麻酔科医が手術前に行うものだ」と言って，効きもしない鎮痛薬の皮下注射しかしてくれなかった．

痛みに呻吟する日々にたまりかね，「硬膜外ブロック」を求めて国立がんセンターに移った．すると医者とは思われない風貌の先生が現れて「痛むべ」と言いながら，背中に針を刺し，硬膜外ブロックをしてくれた．細い管から薬が注入されると 5 分ほどでお腹が温かくなり，痛みが嘘のように消えた．こんなにも簡単に痛みが消える素晴らしい方法があったのか！ 脂汗を流して痛みを我慢したことが悔やまれる．

2）病室での硬膜外ブロックは無効だった

素晴らしい鎮痛効果をもたらす硬膜外ブロックですが，実際には東北大学病院の病棟での硬膜外ブロックは無効でした．それは，カテーテルからの局所麻酔薬の追加注入が行われなかったからです．

局所麻酔薬の注入により排尿障害や歩行障害あるいは血圧の低下をきたす場合もあるので，病棟の主治医や看護師にしてみれば，いくら痛みが消失するからといっても血圧低下などの副作用を懸念しながら慣れない硬膜外カテーテルから局所麻酔薬を注入するよりも，ほとんど効果が認められなくとも，従来行われてきたペンタゾシンなどの鎮痛薬の注射や NSAIDs の坐薬の方がはるかに楽だったからです（巷の言い伝え『他人の痛みには何年でも耐えられる』）．

　結局は自ら各病棟に出向いて局所麻酔薬を注入するしかなかったのですが，手術の麻酔の合間に硬膜外ブロックを行ったすべての患者に3〜4時間ごとに局所麻酔薬注入のために走り回ることは到底不可能でした．

　自動注入器による薬剤の連続注入などは考えることもできない時代でしたから，結局「ペインクリニックに紹介しても，余計な管を挿入するだけでかえって面倒だ」という評価しか得られませんでした．

3）除痛期間延長のための神経ブロックへの移行

　そこで，除痛効果を持続させるために，それなりの副作用と技術的な難しさはあるのを承知で，神経破壊薬を用いた神経ブロックを行いました．

Reference　神経破壊薬による神経ブロック

　歯科医での治療を思い出してください．抜歯する部位よりやや離れた所に針を刺して局所麻酔薬を注射すると，腫れぼったい感じとともに感覚が麻痺します．これが局所麻酔薬による神経ブロックです．「歯の神経をお薬で殺す」とか「神経を抜く」とかいいますが，神経の働きを長期にわたって遮断する神経破壊薬を歯髄神経にしみ込ませているのです．これによって痛みは長年にわたって感じられなくなります．歯髄に限らず体中どの部位の神経にも応用できます（歯科とは異なり，ペインクリニックではアルコールとかフェノールという薬液や電気的凝固法を使用します）．

　神経破壊薬を使用する神経ブロックには，疼痛部位や痛みの性質により様々な種類がありますが（くも膜下神経根ブロック〔肛門部痛へのサドルブロック（saddle block）を含む〕，腹腔神経叢ブロック，上・下腹神経叢ブロック，肋間神経ブロック，経皮的コルドトミー〔耳下部皮膚より針を刺入し脊髄内を上行する脊髄視床路を電気凝固にて遮断するコルドトミー〕，脳下垂体アルコールブロック〔経鼻−篩骨洞経由でブロック針を下垂体内に刺入してアルコールを注入〕），多種類のオピオイドが使用できる今でも有用と考えられる神経ブロックに限定して後述することにして，ここでは名称のみにとどめます．

　神経ブロックの鎮痛効果は強力でした．しかし，犠牲も大きなものでした．

a）下半身麻痺と引き換え

　「仙台ターミナルケアを考える会」の会員から，安楽死を考えるような痛みで，強制的な睡眠しかないというようながんの痛みで苦しんでいる知人がいるので，1

回診てほしいと懇願されて往診したのですが，ものすごい痛みのため，ひたすら唸るだけで触ることも話すこともできず，診察は不可能でした．背骨の中にまでがんが浸潤した激しい痛みのため，強制的な睡眠が行われていたにもかかわらず，体の向きを変えることはもちろん，ベッドの周囲を歩く振動にも悲鳴を上げるので，下のお世話も十分にできず，おむつも替えられない状態とのことでした．これまでいろいろな鎮痛法を試みたのですが効果なく，今は見守るだけだというので，窮余の策として患者さんの自宅で全身麻酔を行い，救急車で病院に搬送しました．虫垂炎の手術時と同じように下半身麻酔を行い，何とか会話や診察ができるまでの鎮痛を行うことができました．その後，患者さんとご主人と話し合い，神経破壊薬のフェノールグリセリンをくも膜下腔に注入して下半身麻痺の持続状態にしました．この時点では数週間の命と思われたのですが，痛みは完全に消失して，食事も可能になり，亡くなられるまでの6カ月をご主人の手厚い看護のもとで車椅子の生活を続けておられました．この話を症例報告として発表しましたら（おそらく筆者の性格上，意気揚々と，それこそ「どや顔」だったのだと思います），会場で聞いておられた関西のホスピスの女性の先生に舌鋒鋭く詰問されました．「下の世話を頼まなければならないということが女性にとってどれほど辛いことかわかってブロックをしたのか！」と．娘も姉妹もいない筆者は何もいえず，黙って叱られているしかありませんでした．

b）経皮的コルドトミー後入浴ができなくなった（氷水に浸かったように冷たい）

　感覚麻痺のみで下肢の動きも，排便排尿機能も障害されることなく，施行後3カ月は極めて良好でしたが，徐々にしびれ感（長時間の座位から立ち上がった時のようなびりびり・ピリピリ感）が強くなり，やがて心地よいはずのお湯が，氷水に浸かるように冷たく感じられるようになりました．その結果，大好きだったお風呂に入れなくなってしまい，ご本人は我慢されていたようですが，奥様は目を潤ませながら「あんなに好きなお風呂だったのに」と実情を話してくださいました（最近では免疫チェックポイント阻害薬による皮膚障害で同じような現象を起こした例を診ました）．

c）「痛みは取れたんですが，朝から夕暮れなんです」

　患者さんの訴える視力（光覚）障害は，脳下垂体アルコールブロック時に注入したアルコールの一部が脳下垂体と隣接する視交叉部に漏れたために生じた現象であることが，死後の病理解剖で下垂体と一緒に取り出した標本から判明しました．除痛されたことで病理解剖，しかも開頭を伴う解剖を承諾してくださったご遺族の方

の厚意に心から感謝しています[10].

4）薬剤による対応は鎮痛ではなく麻酔だった？

a）全身麻酔法の応用

　当時（1960年前半），新しい全身麻酔法として，神経遮断薬のドロペリドール（droperidol）と麻酔薬のフェンタニル（fentanyl）を使用した，意識の消失なしに手術が可能なNLA（＝neurolept anesthesia）が導入されていましたが，本邦では麻薬使用に対する前述のような歴史的な背景もあって，フェンタニルの代用として，ペンタゾシンを利用したNLA変法（mNLA＝modified NLA）が行われていました．そこでがん疼痛治療にもペンタゾシン（回数制限付き）で鎮痛が得られずに，呻吟するような痛みや家族の切実な願いがある場合にはドロペリドールの併用が行われました．まさに手術室で行われる全身麻酔法が病室で行われたのです．しかし患者家族からは，呻き声を聞かずに済むということで感謝すらされました（医療倫理上はいろいろ問題はあるのでしょうが，当時はもちろん現在でも「鎮静」はしばらくの間，家族や周囲をほっとさせてくれます）．

b）「なんぼ痛くなくとも，眠ったまま話ができないちゅうのは拙かんべー」

　これは，当時の東北大学麻酔科 渡部美種助教授の言葉です．この言葉を受けて，1950年代に使用されていた無痛分娩の手技も導入しました．原法では鎮痛力の強い吸入麻酔薬ペントレンの吸入器を使用するのですが，筆者らはもっぱら歯科麻酔で使用されていたアネソキシン（Anesoxyn＝笑気・酸素混合ガス）を使用しました．

　麻酔ガス吸入用のマスクを手首にバンドで括り付け，痛い時にオンデマンド（on-demand）に吸ってもらいます．深呼吸を繰り返すと麻酔が効いて意識が薄れて，腕の脱力によりマスクがはずれ，麻酔が必要以上に深くなりません．3分前後で鎮痛，持続時間は10分程度（フェンタニルの口腔粘膜吸収薬よりも即効で，持続時間も短いと思います），しかも麻酔ですからあらゆる痛みに効きます．痛みのない時には普通に会話もできるので，非常に便利でよい鎮痛方法だと喜ばれましたが，麻酔薬による室内空気の汚染（ポリューション〔pollution〕）が問題になり，病室での使用は断念せざるを得なくなりました（1980年代前半の頃の話です）．

文献

1）山崎章郎．病院で死ぬということ．主婦の友社；1991．

2）世界保健機関，編．武田文和，訳．がんの痛みからの解放―付：WHO 方式がん疼痛治療法．金原出版；1987．p.8.

3）武田文和．モルヒネの依存性に対する恐怖の背景．In：武田文和，編著．がん患者の痛みに対するモルヒネの適応と実際．真興交易医書出版部；1995．p.134-41．

4）若杉文吉．ペインクリニック―特にがん末期疼痛対策を中心として．麻酔．1968；17：1099．

5）若杉文吉．がん性疼痛．治療学．1981；6：355．

6）山本七平．「幸福」と「科学」の間―病床つれづれ草．文藝春秋．1992；70(1)：120-30．

7）山本れい子，山本良樹．七平ガンとかく闘えり．ベストセラーズ；1994．p.120-30．

8）平賀一陽．末期がんの苦痛は救える．仙台ターミナルケアを考える会平成 4（1992）年度総会特別講演（於：仙台国際センター）．1992．

9）山室　誠．家で死ぬということ―がんの痛みからの解放．テンタクル；1995．p.26-9．

10）山室　誠，他．脳下垂体アルコールブロックにより視力障害をきたした 1 症例．臨床麻酔．1979；3：1009-13．

モルヒネ治療準備期

　がん疼痛の主流としてモルヒネの使用が医療従事者に受け入れられるまでには，（後で振り返って考えると）あたかも前段階あるいは下準備があったかのような治療法が登場していたように思います．

術後鎮痛法—くも膜下あるいは硬膜外モルヒネ注入法

　モルヒネが痛みの治療法として脚光を浴びた方法の1つとして，手術後の痛みに対する「くも膜下腔あるいは硬膜外腔にモルヒネを注入する鎮痛法」がありました．麻酔の前投薬として使用していたオピスタン（Opystan = pethidine）は処方もアンプルも経験済みでしたが，筆者がモルヒネのアンプル（10 mg = 1 mL）に初めて触れたのが，この治療法でした．

1）オピオイド受容体（opioid receptor）と内因性モルヒネの発見

　Avram Goldstein（米）は1971年にオピオイド受容体の存在を示唆しました．そして1973年にそれぞれ，PertとSnyder，Simon，Tereniusの3つのグループからオピオイド受容体の存在が提唱され，広く研究者の間で受け入れられるようになりました．

　1975年にはHughesとKosterlitzらがエンケファリン（enkephalin），StimantovとSolomon Snyderがエンドルフィン（endorphin）を発見し，さらに1979年にGoldsteinとTachibanaらがダイノルフィン（dynorphin）を抽出し，生体内に存在するモルヒネ様物質，いわゆる「内因性モルヒネ」が発見されました．オピオイド受容体はμ，δ，κに大別され，これら3種のオピオイド受容体の研究が盛んに行われました．

Notes オピエート（opiate）とオピオイドの違い

オピエートは，植物から抽出されたアヘン様物質（natural substances）だけを意味します．それに対してオピオイドは人工的あるいは半人工的に作られた物質も含めた，オピオイド受容体に結合する物質の総称です．ちなみにエンケファリンなどの内因性モルヒネは，植物から抽出された麻薬ではないのでオピオイドになります．生体に存在する受容体に対して「opiate receptor」という表現が用いられることがありますが，生体に存在する recoptor は植物由来の opiate だけでなく，合成麻薬・半合成麻薬にも，内因性モルヒネにも結合して反応するオピオイド受容体（opioid receptor）です．

 Notes 逆ルートでの発見

通常はある薬理的作用のある物質が発見され，それに伴って作用機序や受容体の研究が始まります．しかし内因性モルヒネの場合は基礎医学の組織学者らが「脳内にオピオイド受容体があるのなら，生体内にモルヒネ様の物質があるはずだ」という予言的推察を根拠に研究が始められてエンケファリンが発見されたという，薬物研究史上でも珍しい例といわれています．

2）くも膜下モルヒネ注入法

1976 年，Yaksh と Rudy により，ラットのくも膜下腔に投与した微量モルヒネが長時間にわたって脊髄分節性の鎮痛作用を認めたことが示され，脳内組織だけではなく，脊髄にもオピオイド受容体が存在し，鎮痛に寄与していることが確認されました．

1979 年には，Josef K. Wang らによりくも膜下腔へのモルヒネ投与が行われ，臨床的薬物投与ルートとしての地位が確立しました．

 Notes 日本におけるくも膜下モルヒネ投与の始まり

本邦においては，1901 年に北川乙治郎, 東良平が第 3 回日本外科学会にて行った「外科手術に際して脊髄くも膜下麻酔にモルヒネを添加して，長時間の無痛効果が得られた」との報告に始まるといわれています．

しかしながら，筆者にとっては，弘前大学麻酔科の尾山力教授によってくも膜下腔

へ注入されたわずか0.1 mg（1/100A）のモルヒネにより術後24時間にわたって鎮痛されたことが新聞記事として大きく取り上げられ，報道されたことが強烈な印象として今でも思い出されます.

3）硬膜外モルヒネ注入法

硬膜外腔に投与された薬物が硬膜を介して（脊髄神経が出入りする椎間孔部位より）くも膜下腔へ移行することから，Beharが，硬膜外腔に投与したわずか2 mgのモルヒネが12時間以上にわたる術後鎮痛効果を示すことを報告しました（1979年）.

これを契機に本法は，モルヒネが脳脊髄液に移行して脊髄のオピオイド受容体に直接働くため，全身に大量投与した時と同じ鎮痛作用（静脈投与の約1/10量）を示しながら，眠気や呼吸抑制など上位中枢への作用が極めて少ない，一種の選択的鎮痛法（selective analgesia）と考えられ，術後疼痛治療法として爆発的に世界各国に普及していきました.

従来の局所麻酔薬だけを使用する硬膜外ブロックとは異なり，モルヒネを生理的食塩水あるいは5％ブドウ糖液*に溶解して硬膜外腔に注入するだけです.

＊希釈液による鎮痛効果には差がありませんでした（筆者らによる[1]）.

交感神経の遮断による血圧低下の心配もありませんし，知覚神経も温存されるので「しびれ感」や運動神経障害による筋力低下などもなく，しかも鎮痛効果が長時間持続します.

さらに，低濃度の局所麻酔薬と併用すると鎮痛効果がより増強されることもわかってきました

🖊 Notes　　昭和天皇の麻酔

1987年9月に，硬膜外麻酔併用の全身麻酔で手術が行われ，術後鎮痛法として，硬膜外ブロックのカテーテルからモルヒネと局所麻酔薬の混合液が注入される方法が用いられました. この手技は「術後の痛みを軽減する新手法」として，新聞にも紹介されました（東京大学麻酔科 諏訪邦夫先生による）[2].

4) 術後疼痛管理の硬膜外モルヒネ注入法は麻酔科医によるがん疼痛治療の基礎固め

ここで用語の整理をしておきましょう.

[硬膜外腔に注入する薬剤による本書での筆者の用語規定]

- **硬膜外モルヒネ注入法**:1回注入法で硬膜外腔あるいは硬膜外腔に留置された カテーテルからモルヒネ注射薬と生理的食塩水を注入
- **硬膜外モルヒネ・局所麻酔薬注入法**(⇒硬膜外脊髄鎮痛法):硬膜外腔に留置 されたカテーテルからモルヒネ注射薬と低濃度の局所麻酔薬を注入(現在は痛 みの状態に応じて局所麻酔薬の濃度も変えて注入しており,「硬膜外脊髄鎮痛 法」の名称の方が一般的となっている)
- **硬膜外ブロック**:1回注入法で硬膜外腔に,あるいは硬膜外腔に留置されたカ テーテルから硬膜外麻酔や神経ブロックと同様の濃度の局所麻酔薬を注入

ほぼ確実にどんな痛みでも鎮痛(除痛)可能な硬膜ブロック法が,病棟で普及し なかったのは前述の通りですが,硬膜外モルヒネ注入法によって病棟で硬膜外カ テーテルを利用した術後鎮痛が行えるようになりました.

相変わらず主治医や病棟の看護師は硬膜外カテーテルからの薬剤注入には消極的 でしたが,1〜2回/日の注入で十分に鎮痛が可能になりました.それは他科のス タッフ(staff)を当てにせず自分たちで管理できる可能性をも意味します.さらに, 術前・術後回診のついでにペインクリニック担当以外の麻酔科医にお願いするにし ても,注入後の血圧や知覚範囲のチェックも必要ありませんから,気軽に依頼する ことができるようになりました.術後鎮痛法によってがん疼痛管理が麻酔科医の業 務範囲に加えられた画期的な手技だったと考えています.

 Notes 神様・仏様・モルヒネ様

頭部・顔面部を除く部位なら,ほとんどの痛みに対して 10 〜 15 分前後で効果が 得られました.当時の塩酸モルヒネ注射液は 10 mg/A でしたから,その 1/5 の量(2 mg)を生食で 10 mL に希釈して硬膜外カテーテルから注入すると,眠気もなく,鎮 痛というより「除痛」と言い切れるようながん疼痛の治療が可能になりました.がん 疼痛治療に四苦八苦していた筆者にとっては,まさに「たった 1 滴のモルヒネなれど, その素晴らしき鎮痛効果は,神様,仏様,モルヒネ様」でした.(この言葉は 1958 年, 西鉄ライオンズが日本シリーズで巨人に 3 連敗の後,3 連投 3 連勝を成し遂げた稲尾

和久投手に三原監督が述べた賛辞「神様・仏様・稲尾様」が原型で，今ならさしずめ，東北楽天ゴールデンイーグルスの野村克也監督が田中将大投手を評していった「マー君，神の子，不思議な子」に勝るとも劣らぬ名言でした.）

ブロンプトン・カクテル（Brompton cocktail）

ブロンプトン・カクテル（Brompton cocktail〔or mixture〕）は，モルヒネとコカイン（cocaine）にワイン（wine）やジン（gin）などのアルコールを加え，シロップ（syrup）などで味を調えた混合溶液です．この溶液を，痛みが出現する前に予防的かつ定期的に服用させることによって，持続的な鎮痛が得られることが報告されました.

Reference　ブロンプトン・カクテルの歴史

元々は1896年，ロンドン・キャンサー・ホスピタル（後の王立マーズデン病院）の外科医長が，末期がん患者にモルヒネと少量のコカインの混合液を服用させたところ，鎮痛効果が認められたという報告に始まります．1930年には王立ブロンプトン病院をはじめ，多くのイギリス国内の病院で，開胸手術後の痛みに，モルヒネと少量のコカイン，防腐目的のアルコール水，モルヒネの苦味*を消す目的のシロップの混合液が処方され，1952年にはこの処方が公表されました．また，1967年に St. Christopher's Hospice を設立した C. Saunders も，このカクテルを末期がんの痛みを抑えることを第1目標に掲げて使用しました．このカクテルにはいろいろな処方例がありますが，C. Saunders の処方は塩酸モルヒネ液，塩酸コカイン，チンキまたはカンナビス（cannabis：大麻），ジン，シロップ，クロロフォルム水です.

*モルヒネ水を舐めたことがありますが，その苦さはかなりのものです．今も昔もモルヒネ水を賞味するのは違法ですので（30年以上も前のことですから筆者の経験は時効ということで見逃していただき），味わってみたい人は，モルヒネと同じような機序の止痢薬のロペミンカプセル（Lopemin＝loperamide）の中身の粉を舐めてみると，ほぼ同じ味がします.

Notes　アヘン mixture

英国には「麻薬の cocktail」の歴史があったといわれています.

英国のヒポクラテスと呼ばれる Thomas Sydenham は，「tincture of opium：アヘンチンキ」を "Sydenham's Laudanum" として売り出しました．ワイン，ハーブ，ミカンジュースにアヘンを配合し，サフラン，シナモン，クローバーなどのフレーバー

をつけました．伝染病ペストにも有効であり，「全能の神が人々の苦悩を救うために与え賜うた薬物の中で，アヘンほど万能で有効なものはない」（"Opiophilos〔lover of opium〕"）といったと伝えられています．

彼の弟子の Thomas Dover は痛風の薬剤として「Dover's powder：ドーフル散（＝アヘン・トコン散），発汗散」を作り，1788年にはイギリスの薬局方に採用されています．

1）日本におけるブロンプトン・カクテルの評価

日本では，当時の国立療養所東京病院で呼吸器内科の間瀬美知子，村上國男先生らによって試行され，その結果が，すでに1979年には「癌性および非癌性疼痛に対するブロンプトンカクテルの使用経験」の題名で『日本胸部臨床』38巻6号に掲載されましたが，普及しませんでした．

コカインはモルヒネによる眠気対策として用いられましたが，実際には期待されたほどの眠気防止効果がないことや，その他の添加剤も鎮痛効果には関係ないことがわかり，混合溶液ではなくモルヒネ水の単独投与が試みられるようになりました．

しかし，これが日本で初めて行われた経口的な麻薬投与によるがん疼痛治療であったことは間違いなく，村上先生ご自身も誇りにされておられましたし，追悼文にも本邦の経口モルヒネの（東京病院方式）創始者という賛辞がみられました．

2）日本でブロンプトン・カクテルが普及しなかった理由の考察

a）公的機関の麻薬指導の厳しさと，それに伴う各地方・各病院薬剤部の根拠なき自主規制

短期間で精神依存性を形成しやすいコカインの使用も規制に拍車をかけたといわれていますが，それ以前に，麻薬嫌忌思想の継続の一環として，麻薬・覚せい剤・大麻などはそれぞれ取り締まる法律が異なるにもかかわらず「（危険薬物として）十把一からげ」の取り扱いで，頻回の麻薬中毒届の提出，使用量・使用期限の制限，こぼした溶液や残液の始末など，「いじめ」とすら思えるような徹底した対応が行われました．さらに，各地方，さらには各病院薬剤部での根拠なき自主規制も大きな要因の1つだと思います．

b）鎮痛効果 vs 手続きの煩雑さ

処方の種類も報告者によって異なり，筆者を含めて多くの医師（特にペインクリニックの医師）が「麻薬といってもただ薬を飲ませるだけじゃないか！」と考えて，

　安易に，しかも自分勝手な方法で投与したので，十分な効果を発揮させることができなかったと考えられます．

　さらに，神経ブロックの鎮痛効果が即座に，しかも明確にわかるのに比べて，経口モルヒネによる鎮痛効果は，緩慢に（まどろこしく）感じられました．そこで，評価がはっきりしなかったことも加わって，「こんな苦労までして麻薬を使用しても，それほど効果がないじゃないか」と簡単に見限ってしまいました．その結果，使用されたのは，ごく一部の終末期がん患者だけでしたから，その評価は余計に低くなったと考えられます．

Notes 　麻薬指導・管理の障壁（宮城県の場合）

- コカインの使用許可の困難性
- 麻薬中毒届の提出（2週間連続使用で届け出が必要）
- 使用量の上限の設定（< 60 mg/ 日）→処方は3日分
- 看護師の診療拒否（不法行為幇助）　など

Memories 　筆者が体験した麻薬のトラブル（trouble）

▶フェンタニル1箱10本入り紛失（ゴミ場漁り①）

　1980年代前半に手術部麻酔科で発生した事件です．警察が入り，スタッフ全員が厳しい尋問と取り調べを受けました．間違って廃棄した可能性も考えられるとわかると，仙台市のゴミ集積場（利府町の森郷）まで連れていかれ，ゴミまみれになりながら薄緑に濃い緑の帯模様のフェンタニル注射液（フェンタネスト注）10A入りの箱を探させられました．その間，泣き出す看護師が続出するような厳しい取り調べと，やくざなどへの「麻薬の横流し」を疑われての警察の尾行や自宅への張り込みなどが，週単位で行われました（後日談ですが，フェンタニルが合成された「ヘロイン」という中途半端な知識が当局にあったので，厳しい取り調べにつながったという話もありました）．

　結局は発見できず，麻酔科部長，手術部長など上の方にはそれなりの罰則や謝罪が課され，麻薬の取り扱いへの注意と紛失した時の恐ろしさを身に染みて味わいました．

▶モルヒネ散6包紛失（ゴミ場漁り②）

　外来で処方したモルヒネ散を入院後も患者さん持ちにしていて，患者さんが紛失したものですが，ベッド脇のくず籠に薬剤袋ごと捨てたらしいということで，病院薬剤

部とともにゴミ収集車の回収を中止させて，病院のゴミ集積場に行き，それらしきビニール袋を開け，ブルーシートの上に内容を広げて，看護師も総動員で探しました（が，これも発見できず）.

MSコンチンを洗面所に誤って流す（配管内捜索）

水道屋さんを呼んで可能な限り配管を外し，内腔の汚れをみんなかき出して，これまたブルーシートの上に広げて詳細に調べましたが，溶解した後なのか，流されてしまったのか，何も見つかりませんでした．他の病院で患者さんに処方された薬剤なので，本来なら我々には必要のない捜索だと思われたのですが，看護師さんが薬局に報告したので仰々しくなりました（これまた発見できず）.

今は，ほかの病院で処方されたこれらの麻薬の院内持ち込みを禁止して，入院中は病院で新たに処方したり，持ち込み麻薬でもきちんと数を数えてから使用可能とするなどきちんとした対策が行われるようになりました.

モルヒネ希釈液のしみ込んだシーツとパジャマの押収

持続注入ポンプの接続が外れて，ほぼ全量が患者さんのシーツとパジャマにしみ込んでしまいました．しかしながら「乾燥すると粉末になるから」という理由で押収されました.

! Notices　筆者の不始末でご迷惑をおかけしました

戻ってきたモルヒネ

モルヒネ100mg入りの補液ボトルが，市の清掃局から警察を経て，県庁の麻薬課より戻されてきました．在宅の患者さんが亡くなられた時に死亡診断書などの手続きが忙しく，残液がある補液ボトルのことはすっかり忘れ，その筋から連絡があっても何のことやらわからない状態でした．経過は割愛しますが，大勢の方にご迷惑をかけ，ご尽力をいただき，始末書と謝罪を繰り返してどうにか医者を続けられることになりました.

「コカインを廃棄してもよいですか?」

2000年に大学を退職する時，薬剤部から，ブロンプトン・カクテルのために納入したコカインの廃棄について相談されました．通常は使われない麻薬のため，部長が交代する時の引き継ぎなどでずいぶん苦労されたそうですが，10年以上全く使われなかったそうです.

次々に新しいオピオイドが発売されるご時世でしたから，薬局に入れてもらう時には，いろいろ理屈をこねて要求するのですが，後で考えてみると結局は新しもの好きな，その場限りの対応と「いい加減さ」だった覚えのある医者もいると思います．オ

ピオイド普及の障害として，薬剤部に非難の矛先が向かうことが多いのですが，薬剤部には随分と迷惑をかけてきたと申し訳なく思っております．

がん疼痛治療法に "黒船" がもたらしたもの

日本では，新しい文化は常に外国から，時には逆輸入の形で入ってきます．

モルヒネの硬膜外注入やブロンプトン・カクテルを通じて，モルヒネの優れた鎮痛効果に気付きながら，結局，これをがん疼痛治療に積極的に利用することができませんでした．疼痛治療を専門とするペインクリニックの医者でありながら，せっかく与えられた機会に，早期にモルヒネに着目できなかったのは大きな失敗だった，と反省しています．

1) WHOのがん疼痛救済プログラム

WHOでは，モルヒネ水の経口投与の実績をもとに積極的に「がん疼痛救済プログラム（program）」が検討され，1982年にはそのための協議会が開かれていました．

この協議会の目的と任務は次のとおりです．

① WHO加盟国のがん疼痛と，その治療の現状の検討

②がん疼痛治療の実施に伴うガイドラインの草案作成

③ガイドラインの試行案の作成

④ガイドラインの完成に向けての阻害因子を同定

プログラムの目標を「2000年までに，世界のがん患者を痛みから解放すること」として，WHOがん疼痛治療暫定指針（WHO Draft Interim Guidelines on Relief of Cancer Pain）を作成することが定められました．

この協議会で，がん疼痛治療のガイドラインは鎮痛薬を主体として作成することが決定されました．

大規模な調査の結果，「がん患者の70％に何らかの痛みがあり，50％が中等度以上の強い痛みであり，30％は耐え難いほどの激しい痛みに苦しんでいる．しかも，がん患者の50％以上が，そしてがんによる死亡者の60％以上が発展途上国の人々である．さらに先進国でも，がん患者の50〜60％が不十分な痛みの治療しか受けていない」ということがわかりました

発展途上国か先進国かを問わず，世界中で膨大な数のがん患者が痛みに苦しんでいることがわかった以上，がんの痛みの治療は万国共通の問題として認識すべきで

あることが強く示唆されました.

　そこで提言されたのが, どんな国のどんな医療施設でも, どの診療科の医師でも習得できるがん疼痛治療方法の確立, いわゆる「がん疼痛治療のマニュアル（manual）化」でした.

　世界におけるがんの痛みの治療状況調査の結果, 鎮痛薬の経口投与による方法が75〜85％であるのに比較して, 静脈内投与や皮下投与による方法が10〜20％, そして神経ブロックや外科的療法は1〜5％でしか行われていないこともわかりました.

　したがって, 世界共通のどこの国の, どの診療科の医師でも行えるがん疼痛治療としては, 鎮痛薬を経口投与で使用する方法の確立が必要であるという結論に達しました.

 Notes　外科的除痛法の評価

　腹腔神経叢ブロックなどの神経ブロックやコルドトミーに代表される外科的除痛法については,「有効な治療法ではあるが, 技術の習得には特別な修練が必要で, 対応できる医師数が少なく, 実施できる施設も限られている. 加えて, これらの手技の鎮痛持続期間は数カ月で, しかも反復実施は困難なため, 終末期に限定された除痛法で, 予後生存期間が長い患者には不適切である」との見解が出されました.

　その結果, 薬剤による治療法を最優先し, 除痛が不十分な場合には, 神経ブロック・外科的除痛法などの侵襲的な方法も考慮するという方向で, 検討されることが決定されました.

2）WHO がん疼痛治療暫定指針

　WHO のがん疼痛救済プログラム作成協議会は, 世界の叡智を結集して, 薬物による鎮痛方法, しかも経口投与を主力とした鎮痛方法を模索しました. その結果提唱されたのが, 痛みの程度に応じて, どこの国でも処方できる, アスピリン（aspirin）, リン酸コデイン, モルヒネを経口で投与するという, 皆さんご存知の「WHOの3段階除痛ラダー」です.

Notices　痛みの強さと鎮痛薬の強さを合致させる

　WHO（の3段階）方式というと，弱い鎮痛薬から開始して，強い鎮痛薬にステップアップ（step-up）していくことが基本的な概念と考えられているようですが，それは誤解です．「鎮痛力の弱い鎮痛薬をいくら増やしても，強い痛みには有効な鎮痛効果は得られない．痛みの強さに応じた鎮痛力をもつ鎮痛薬を必要なだけ用いることによって初めて鎮痛効果が得られる」，すなわち痛みの強さの段階と鎮痛薬の強さの段階を合致させるというのが，WHOがん疼痛治療の基本的な概念の1つです．

　強い痛みにはモルヒネを使用し，しかも効果があるまで増量するという方法は，委員会のメンバーの，想像を超えるような知識と経験の積み重ねを検討した末に，ようやく得られた結論だと思います．

　WHOのがん疼痛救済プログラム作成協議会で得られた概念を基に作られた鎮痛方法は，「WHOがん疼痛治療暫定指針」として各国で試行されました．勝算があったとはいえ，WHOも暗中模索の状態で暫定指針の試行を行ったと思います．

　日本からはこの協議会へ当時は埼玉県立がんセンターにおられた武田文和先生が委員として出席参加されていました．

Memories　空港でのすごい出迎え

　武田文和先生は脳外科医として，がん疼痛治療にも積極的に関わっておられ，特にMoricca（伊）の提唱した脳下垂体へのアルコール注入法の考え方を踏襲して，手術的な脳下垂体摘出術の分野で業績を上げておられました．

　その意味では日本でも有数のがん疼痛治療医という立場なので，（日本での業績で注目されてもよいはずなのですが，なぜかそうではなく，）外国で行われた「がん疼痛治療の委員会の一員である」ということで多くのマスコミに注目されました．ある時，この現象を振り返られて「日本でやったことは取り上げられないのに，外国で何かやるとすごい反応をするんだ．黒船来航と同じだな」と話しておられました．

3）日本での広報（日本ペインクリニック学会での報告）

　武田文和先生は，WHOがん疼痛治療暫定指針に準じたがん疼痛治療法を行い，その成績を1984年の日本ペインクリニック学会に発表しました．これまでペインクリニックで行われてきたいずれの手技よりも高い，87％という驚異的な除痛率で，しかも経口投与という簡便で侵襲のない方法でした．

　しかし，学会での医師たちの反応は意外に冷ややかで，すぐには受け入れられませんでした．少なくとも筆者は，WHO方式は「ブロンプトン・カクテルの変法」程度で，成績がよいのは「我々が診療しているような激しいがん疼痛ではなく，比較的軽い痛みの患者が多いからだろう」と考えました．

 Notes　　武田文和先生の不安

　WHOのがん疼痛治療法のガイドラインの試行は，いろいろな国に要請することになりました．中でも病院施設に所属している協議会の出席者は必ず試行に参加しようという決議がなされました．米国から参加した人々は，ことのほか日本での試行に熱心で，武田先生が埼玉で行うことで了解してくれました．各自が帰国したらWHOのプログラムについて自国内での広報に努め，マスコミ（mass communication）にも伝えること，などの要望がありましたが，武田先生は，「（私には）マスコミを動かす力はない．WHO自身が大声で広報すべきだ」と主張されました．自分としては納得して作成したガイドラインですが，できあがってみれば，日本の医師のほとんどが使用していないアスピリン，コデイン，モルヒネが主役を果たす治療法になりました．帰国してからの（自分が出す）広報に振り向いてもらえるだろうか，叱られることまであり得るのではないか，世界が先に変わってきていることをどうわかってもらおうかなどと考えてしまい，不安な気持ちに陥ったそうです[3]．

　しかし，スイス（有効率90%），イタリア（71%），イギリス（100%），インド（86%），西ドイツ（92%）など，世界各国で相次いで行われたWHO方式のがん疼痛治療法による成績は素晴らしく，本邦でも，ようやくWHO方式の価値に目覚めたような状況でした．

4）麻薬規制の緩和

　WHOの勧告を受け，本邦でも1987年には，当時の厚生省が研究会や研究班を立ち上げました．

　「末期医療に関するケアの在り方検討会」からの報告書により，緩和ケア病棟入院料の点数化や末期医療講習会が開催され，医師会と共同で刊行された「がん末期医療に関するケアのマニュアル」に「WHO方式によるがんの痛みの治療法」が初めて掲載されました．

　「がん末期医療の在宅ケアのための麻薬製剤に関する研究班」の報告書によって，

1990年8月以降2回にわたって麻薬取締法の改正が行われ，法律の名称が「麻薬及び向精神薬取締法」に改められるとともに，医療用麻薬の規制条件の簡素化やモルヒネの極量記載の削除，麻薬中毒届出の廃止など，患者から麻薬診療施設への残余麻薬の返却の許可，調剤された麻薬の廃棄が許可制から届出制度になったことなど，モルヒネをがん疼痛の治療により使いやすくするための様々な法改正が行われました．

 Notes 麻薬と覚せい剤と大麻

混同されがちですが，管轄する法律からして異なります．
　〈麻薬及び向精神薬取締法〉
　　　　麻薬（モルヒネなどオピオイド）
　　　　向精神薬（鎮静薬，睡眠薬）
　　　　麻薬・向精神薬の原料（アセトン，トルエンなど）
　〈覚せい剤取締法〉
　　　　覚せい剤（アンフェタミン，メタンフェタミン）
　　　　覚せい剤の原料（エフェドリン）
　〈大麻取締法〉
　　　　大麻（大麻）
　〈あへん法〉
　　　　あへん（けし，けしがら，あへん）
　〈麻薬特例法〉
　　　　国際的な協力の下に規制薬物に係る不正行為を助長する行為等の防止を図るための麻薬及び向精神薬取締法等の特例等に関する法律
　麻薬とは特定の化学構造式をもっている薬物をいうのではなく，もっぱら使用する人々の使用法によって左右される事柄です．そのよい例がケタラール（Ketalar ＝ ketamine）という薬剤で，もともと麻酔薬として，人間および動物実験用にも広く使用されていました．しかしよからぬ目的での乱用が止まらず，日本では2007年から麻薬及び向精神薬取締法の対象となってしまいました．

 Notes 不正使用で使用できなくなった薬剤

リタリン〔Ritalin ＝ methylphenidate）は，中枢神経系を刺激して，覚醒の程度を高めたり，気分を高揚させたりする作用があり，オピオイドに起因する眠気にリタリ

ン 10 mg 錠を朝と昼に 1 錠服用（夜の使用は不眠をもたらす可能性があるので，午後以降は服用しない）という処方が，ごく普通に行われていました．しかし，気分高揚作用目的で覚せい剤のように使用されることが問題となり，2008 年以降，厚生労働省の通達により，処方可能な医師を精神科専門医のみとする登録制になり，緩和医療の分野でオピオイドの眠気に使用することは事実上不可能となってしまいました．

 Notes　　オピオイドの中止方法が追加される

WHO ガイドライン 2018 版には，新たに「オピオイドの中止」に関する章が設けられました．これについて『緩和ケア』の WHO がん疼痛ガイドライン 2018 改訂に関する特集号（2021 年 1 月号）で，吹田徳洲会病院緩和医療科の馬場美華先生が「オピオイドのやめ方」の項目[4] で以下のように述べています．

＊　　＊　　＊

「オピオイドの中止」について言及されたのは世界的なオピオイド危機に対する対応だが，その背景として，一つには製薬会社によるオピオイドの不適切販売，その他にはオピオイド使用障害（精神的・嗜癖），オピオイド誘発性呼吸抑制のリスクにほとんど注意を払わない医療者による不適切な処方を挙げるとともに，痛みの管理目標としてがんの痛みを和らげるために，可能な限り臨床的な対応を行うべきだが，すべての患者の痛みを完全に取り除くことは不可能な場合があることが明記され，疼痛管理の目標は，「患者さんが受け入れられる生活の質を可能にするレベルまで疼痛を軽減すること」としている．また「オピオイドによる鎮痛の利点は，その副作用と呼吸抑制を引き起こす可能性のある過剰摂取のリスクとバランスを取る必要がある」としている＊．

> ＊筆者の警告事項：痛みの管理目標を除痛ではなく生活可能なレベルとするというのは，いわゆる PPG（personal pain goal）の設定と同じ考え方ですし，オピオイド鎮痛の限界を鎮痛効果と副作用のバランスによって決めるという考え方のいずれも，意地悪な見方をすれば，患者さんの鎮痛状況（達成度）を，自分のもつ鎮痛医療能力の範囲内に囲い込むことになりかねません．しかもバランスを取るべき副作用として呼吸抑制が取り上げられていますが，呼吸抑制に至る前に生じると考えられる，（疼痛治療に支障をきたす意思表出能力に影響する）傾眠・眠気の症状とのバランスとなるとさらに鎮痛状況は制限され，厳しい選択を迫られると考えられます[5]．

さらに，オピオイドの不適切な使用は，患者だけでなく家族，医療従事者，地域社会の安全を脅かす可能性も指摘している．家庭内にオピオイドがあれば，子どもを含む家族による誤用，意図しない過剰摂取のリスクがある．

医療者がオピオイドの転用を強要されたり，オピオイドが社会に流用されたりすることにより，医療提供者や地域社会の安全も脅かされることになるので，オピオイド

を処方する際は，患者の心理的背景を把握し，オピオイド使用のパターンに注意する．

 Notes　時代は変わる⇒医療者も変わらないと

　上記の馬場美華先生と同じ『緩和ケア』特集号で巻頭言を担当した聖隷三方原病院緩和支持治療科の森田達也先生は，「我々が緩和ケアの臨床を行い始めた1990年代には，国内でも『オピオイド使用量』の図を出して『日本は少ない』，もっと使おうというようなキャンペーンが行われていたが，最近はほとんどみなくなった．時代は変わるとつくづく思う」と述べています[6].

　神経ブロックなどの外科的除痛手段が，がん疼痛治療の有効な手段であるにもかかわらず，侵襲的であり，熟練を要するので専門家にしか施行できない（一部の患者さんしか恩恵が受けられない）という理由のために，最も使いやすいオピオイド投与が選ばれました．しかし，その後30年を経た現在は多くの医療者が使いやすく，多くの患者さんが救済できるはずだった医療用麻薬で，オピオイドクライシス（opioid crisis）と呼ばれるような憂うべき社会現象が，米国において出現したともいえます．

　WHOによりがん疼痛救済プログラムが検討された1980年代に較べれば，ガンマナイフやサイバーナイフ，重粒子線治療などの放射線療法，またAIを導入したロボット手術などの進歩は日進月歩です．1980年代には侵襲的で術者の熟練をより要するという理由などで順序を下げたインターベンショナル（interventional）な除痛治療ですが，オピオイドクライシスあるいは有用なオピオイド製剤開発普及に伴い高額になっていく医療費などの経済的対応策の一つとしても見直しがあってもよいのではないでしょうか．

文献
 1) 橋本恵二，山室　誠，他．硬膜外モルヒネ注入法における溶媒の検討．臨床麻酔．1996；7：749.
 2) 諏訪邦夫．陛下の手術を可能にした医療の一面＝硬膜外麻酔のこと．朝日新聞1987年10月9日.
 3) 武田文和．「WHOがん疼痛救済プログラム」とともに歩み続けて．がん・痛み・モルヒネ（5）—できあがったガイドライン．週刊医学界新聞．1999；2331.
 4) 馬場美華．オピオイドのやめ方．緩和ケア．2021；31：48-52.
 5) 山室　誠．勿忘のとき—「助産婦」が必要なように「助死婦」も必要だ．緩和ケア．2019；29：62-7.
 6) 森田達也．WHOがん疼痛ガイドライン2018—変更の要点．緩和ケア．2021；31：6-8.

•第Ⅲ章•

WHO 方式によるがん疼痛治療 黎明期

WHO 方式によるがん疼痛治療の開始

1）WHO 方式によるがん疼痛治療指針の 5 原則

　ブロンプトン・カクテルから添加物を除いて「モルヒネ水だけを投与する」のが WHO 方式によるがん疼痛治療ではありません．そこにはがん疼痛治療に対する確固たる基本姿勢，フィロソフィ（philosophy）が存在します．WHO 方式によるがん疼痛治療の基本姿勢の 5 項目は以下の通りでした．

① できるだけ簡便な経路で投与する（by mouth）
② 痛みの強さに応じて鎮痛薬を選ぶ（by the ladder）
③ 時刻を決めて規則正しく投与する（by the clock）
④ 個々の患者の痛みが消失する量を求めながら用いる（for the individual）
⑤ かゆい所に手が届くような配慮が必要（attention to detail）

2）WHO 方式によるがん疼痛治療法の実施説明

　多くの医療従事者がモルヒネの使用に嫌忌感と不安をもっていた 1990 年代前半に，主として医師，看護師，薬剤師，医学生を対象に筆者が行っていた啓発のための講義（説明）の一部を，改めて読み返してみました．現在にはそぐわないところもいくつかありますが，逆に温故知新で若い方々に思い出してもらいたい項目も少なくないので，ここで取り上げることにします．

　各項目ごとに，現在の視点でみた時の感想やオピオイドの使用法にはそぐわない点を《Reference》あるいは《Notes》などの別項目として付記しましたので，参考にしつつ読んでください．

　WHO が提唱したがん疼痛治療指針は，ペインクリニックの医者として検討して

みると，従来の痛みの治療に比べて実施上5つの特徴と1つの心構えがあると考えられました．それは，①段階的使用（by the ladder），②定時使用（by the clock），③薮医者方式，④ダブルブロック，⑤疼痛時頓用加算法，そして⑥これを行うための心構えです．

① **段階的使用**（→WHOがん疼痛ガイドライン2018年版では削除）

　鎮痛薬をその鎮痛効果（鎮痛力）からNSAIDs（non-steroidal anti-inflammatory drugs），リン酸コデイン，モルヒネの3つの群に分け，弱い痛みにはまずNSAIDsから始め，それよりも強い痛みには，「医療用麻薬」を使用します．麻薬はその鎮痛力により，弱い麻薬と強い麻薬に分けられますが，まずは弱い麻薬のリン酸コデインを使用します．それでも鎮痛効果が得られない強い痛みには，強い麻薬のモルヒネを使用するという3段階除痛ラダーを提唱しています．

　お酒を飲む時も，とりあえずビールから始め，宴半ばで日本酒に切り替え，そして2次会ではウイスキーへと変えていくのが我々の仲間内では普通のパターンでした．それと同じように，いわゆる普通に鎮痛薬として最も多く処方されて使用されているNSAIDsやアセトアミノフェン（acetaminophen）を，痛い時に使用する頓用使用ではなく，定時的に3回/日使用しても痛みが取れない場合には，患者さんの訴えている痛みの強さがWHOのいう弱い痛みではなく中等度の痛みと考えて対応する必要があります．その対応法は，現在使用中のこれらの薬剤（NSAIDsやアセトアミノフェン）の1回の使用量や使用回数を増やすのではなく，より鎮痛力の強いリン酸コデインにステップアップ（step up）しなさい．具体的には120mg/日6×で開始して鎮痛効果を診ますが，不十分ならば躊躇なく，より強い痛みに対応してくれる強麻薬のモルヒネに移行しなさい，というのが段階的使用法です．

　本邦では医療が普及しているため，ほとんどの患者さんがカロナール（Calonal＝acetaminophen），ロキソニン（Loxonin），ボルタレン（Voltaren）などの鎮痛薬を使用してもなお「痛い！」という状況で紹介・来院されているので，ペインクリニックでは多くの場合は初診から第2段階の薬剤としてリン酸コデインを加えます．通常は120mg/日から開始して，痛みの強さに応じて240mg/日まで増量し，これを超える痛みにはWHOの第3段階目の鎮痛薬である強麻薬のモルヒネへと移行（リン酸コデインの1/6量）させて，鎮痛が得られるまで増量していくのを原則としていました．

　リン酸コデインの剤型は，筆者独自に組み合わせを考えた「リン酸コデイン配合

剤」*を，勤務していた病院の薬局に作成を依頼して使用していました．その後も 2 度ほど勤務先が変わりましたが，いずれの病院の薬局でも「作成依頼書」のような書類を提出した記憶がありますが，処方していただけました．しかし大学病院に転勤した時には，薬剤管理が厳しく一包化する配合剤の作成は受け入れてもらえませんでした．

 *リン酸コデイン配合剤：リン酸コデイン粉末（10 倍散）20 mg，アセトア
  ミノフェン粉末 300 mg，ナウゼリン（Nauzelin ＝ domperidone）粉末
  500 mg，カマ粉末（酸化マグネシウム：magnecium oxide）250 mg を 1
  包化して，4 時間おきに 6 回 / 日服用（夜中の服用が辛い場合は就寝前に
  2 回分を使用）．

当時は麻薬に対する理解が得られない患者さんも多かったので，麻薬処方できない場合や麻薬を嫌悪される（麻薬処方箋で処方せざるを得ないので，麻薬である印＝㊙のマーク〔mark〕が付き，ばれてしまいます）場合は，100 倍散にすると服用量は多くなりますが，非麻薬扱いで処方できました．

モルヒネの剤型は調節の容易な水溶液と散剤が多く，10 mg の錠剤はあまり使用していませんでした．しかし，その理由に学問的な根拠はなく，ブロンプトン・カクテルからの流れとリン酸コデイン配合剤からの継続上，なんとなく錠剤が使われなくなったということだと思います．

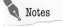 **Notes**　　段階的使用法は削除されたがリン酸コデインの必要性は残る

低用量のオピオイドおよびリン酸コデイン相当の鎮痛力をもつ非麻薬扱いながら μ 受容体に作用する合成化合物製剤，トラマール（Tramal ＝ tramadol）やトラムセット（Tramcet ＝ tramadol ＋ acetaminophen）が発売されて以来，リン酸コデインは鎮咳薬として用いられる頻度の方が多くなってきましたが，剤型も豊富で，高齢化に伴い全身状態の悪い患者さんも増えているので，「鎮痛薬」としても十分にその利用価値はあると考えられます．

また WHO がん疼痛ガイドライン 2018 年版でも，段階的使用が削除されましたが，その有用性が失われたわけではなく教育のツール（tool）として有用性を認めています．段階的使用の削除については，強オピオイドの低用量使用，強オピオイド速放製剤を使用して用量調節をする方法を推奨する考え方との整合性を選んだという見方に加えて，オピオイド鎮痛薬は薬価が高いものが多く，長期的な視点でコスト意識をもつことの重要性も指摘されています[1]．

いずれにせよ，リン酸コデインがもつ鎮痛薬としての役割や領域は変化しても，必要性は残ると考えられます．

② 定時使用

従来の伝統的な考えでは，痛い時に鎮痛薬を頓用（頓服的用法）で使用します．それは，薬で鎮痛されている間に体に備わっている自然治癒力が働いて痛みの原因となる病を治してくれるからです．しかし，それを期待できないのががんの痛みです．痛みの原因となるがんは消えることなく居座り続けますから，痛みの強さに多少の波はあっても決して痛みが消失することはないのです．したがって，痛い時にのみ鎮痛薬を使用する頓用での鎮痛法では，痛みから完全に解放されることはありません（持続的な痛みがあるにもかかわらず痛みが強くなった場合だけに使用する頓用投与は，投与後鎮痛薬の血中濃度が上昇している間は痛みが和らぎますが，時間の経過とともに鎮痛薬の血中濃度が下がると痛みが出現するという，痛みの緩解・発現が交互に繰り返されるので，感覚的には痛みを強く感じるようになることもあります）．

痛みの原因であるがんが四六時中休む間もなく引き起こしている痛みをいつも抑えておくような方法，すなわち痛み止めの薬（鎮痛薬）が持続的に効果を示すような方法が，有効な鎮痛法ということになります．

投与された鎮痛薬が吸収され，血管内に溶け出して，一定量に達すると神経や脳に作用して鎮痛効果が現れます．しかし，時間とともに肝臓で代謝されたり，腎臓から排出されたりして血中濃度が下がると，痛みが再び出現してきます．いつも鎮痛薬が効果を現してくれる状態を保つ，言い換えると血中の鎮痛薬の濃度を下げないようにするには，血中濃度が下がり始める前に，時間を見計らって鎮痛薬を補給することが必要です．そのためには一定時間ごとに鎮痛薬を服用(体内に取り込む)すればよいのです．

このような立場でみる限り，鎮痛薬の血中濃度が常に一定に保たれている連続投与法，すなわち持続皮下注や持続静注が最も望ましい投与方法になります．しかし，これを行うには専用の器具が必要ですし，手間も掛かります．また患者さんが針の留置時に痛い思いをするなどそれなりに侵襲もあるので，誰にでも第1選択として行う手技にはなりません．最も簡便で，侵襲も少ない経口的な定時的服用法でも，鎮痛薬の血中濃度に多少の変化はあるものの，ほぼ一定の濃度を保つことができるからです．ただし，痛みの強さは常に変動しますから，定時投与の鎮痛薬と一緒に，

痛みが強くなった時に使用する頓服の「痛み止めのお薬」は必ず用意しておくべきです.

 Notes　　疼痛時頓用薬の常備

　WHOのがん疼痛治療指針では，疼痛時頓用で使用する薬剤についての記載はありませんでした.しかし，定時投与で疼痛が上手にコントロールされていると思われる場合でも，時に強い痛みを訴えることがみられます.このような時に使用される薬剤としては，使用してから短い時間経過で鎮痛効果を発現することが最大の条件となります.したがって定時投与に使用する1日量の1/6量に相当するモルヒネ水溶液（経口投与できない場合はモルヒネ坐薬），持続静注・皮下注では"早送り"操作（通常は1時間分＝1日量の1/24）による追加投与など，疼痛時頓用の指示を出しておくことが必要です.

　人によっては，NSAIDsの坐薬の方がより痛みが取れる（鎮痛効果がよい）と言われる場合もあるので，疼痛時頓用として用意した薬を使用するたびに鎮痛効果を患者さんに確認してオピオイドとNSAIDsの併用・交互使用など鎮痛に最も有効な方法を選ぶのが実際的な方法です.

　さらに疼痛時頓用薬の使用は1～3回/日以内にとどめるように配慮すべきです.なぜなら患者さんは痛くても鎮痛薬を使用するのをためらって痛みを我慢する場合も多いからです.その理由ですが，患者さんや家族にとって痛くて頓用薬（頓服）を使用するということは，痛みを我慢するのと同じくらいその使用回数も気掛かりだからです.背景には鎮痛薬の弊害への懸念もあるでしょうが，患者さん・家族にとっては「疼痛時頓用薬の使用」という行為は，医療者が考えているよりもずっと重い作業で，排便・排尿と同じくらい，あるいはそれ以上の「イベント（event）」なのだと感じられる場合があります.

　そこで3回/日以上の回数が必要ならば定時投与のオピオイドの量が不十分（「足りない」は禁句→自分は我慢強くないと自己嫌悪になることもあるからです）と考えて，定時投与量を増やすべきです[2].

 Notices　　レスキューと疼痛時頓用は同じ意味なのか

　疼痛時頓用をレスキュー，使用する薬剤をレスキュー薬と呼ぶようになってから，オピオイドによる鎮痛法が杜撰になったように考えているので，オピオイド服用時の

"レスキュー" については後に触れることにします（82 ページ参照）.

　ある病院での申し送りの時の会話です.

　医者：「吐き気が強くなったり，熱が出た時に，何かレスキュー（rescue）の薬の指示が出ていますか？」

　看護師：「いいえ，この患者さんは吐き気が出たりや発熱が見られても，痛みの症状はないので "レスキュー薬" は出されておりません」

　医者：「？？？」

　この看護師さんにとっては，「レスキュー薬＝疼痛時頓用薬」だったのです.　看護学生教育にも携わったこともある爺様医者として，若い医療従事者には「先輩が話す慣用語，隠語（業界用語）は，物真似しないで，正確な意味と，できれば原語のスペル（spell）も知ってから使いましょう」と申し上げます.

---

③ 薮医者方式

　通常は，ある薬で副作用が起きたら，その薬を中止あるいは減量するのが原則です.　しかしモルヒネの場合は敢えてこれを破り，鎮痛に必要な量のモルヒネは決して減らさないことを原則にしています.

　風邪薬で食欲がなくなったら消化薬を，胃が痛くなったら胃薬を，というように，副作用には，対症療法の薬剤の種類を増やして加えていきます（「薮医者方式」）.

　星薬科大学の鈴木勉先生らによる動物実験の結果によると，モルヒネの鎮痛作用よりもはるかに少ない量で便秘や吐き気・嘔吐が誘発されることがわかりました.　したがって，吐き気や便秘があるからといってモルヒネを減量したのでは十分な鎮痛は得られません.　十分な鎮痛を得るためには，吐き気や便秘は必発すると考えて，これらの副作用には，新たに薬を投与する「薮医者方式」で対応します.

　特に吐き気や嘔吐は，モルヒネの使用開始直後から，短期間で発症しますから，（それでなくともモルヒネ嫌悪感があるので）モルヒネの拒薬要因になることも少なくありません.　しかも，1〜2 週間で消失することも多いので，これらの症状の発現の予告と予防的な対症療法薬剤の処方が必要です.

　参考までに過量投与の場合をみると，呼吸抑制は鎮痛量の 10 倍量で出現しています.　心停止が起こるのは，鎮痛至適量の実に 350 倍量でした.　たとえ 1 桁間違っても，呼吸管理さえできれば死ぬことはありません.　モルヒネとはそれほど安全領域の広い薬だといえます.

　ただし，これらの値は動物実験の結果ですし，オピオイドは「種」による差が大

きいといわれているので, 数値自体は人間の場合と異なると考えられますが, 便秘・吐き気に対応し眠気を見逃さない限りモルヒネが非常に安全な薬であることは, 鈴木先生の研究からも明らかにされました.

 Notices　抗がん剤も「薮医者方式」→多剤乱発

　オピオイドだけでなく, 抗がん剤治療もがんの縮小・消失を第1目標に据えて, 副作用に対しては対症療法の薬剤を追加投与していく「薮医者方式」が原則ですから, どうしても多剤併用 (polypharmacy) にならざるを得ません. しかも高齢者の多くはメタボリックシンドローム (metabolic syndrome) の薬剤も使用しているので, 薬剤同士の相互作用により思わぬ副作用症状 (疼痛管理上最も問題になるのが, 意思疎通をきたすような眠気＝薬物的猿轡です) が発現していることがあります. このような多剤 (多罪?) 乱発を防ぐには, 薬剤師の現場への積極的な参加がぜひとも必要だと考え, 機会があるごとにお願いしています.

④ ダブルブロック (double block: NSADs を併用)

　※「dual block」の方が一般的には通じるようです.

　がんの痛みも, 他の痛みと同様に, 痛み刺激として末梢神経の受容体で感知され, 脊髄を経て中枢に伝達されます.

　NSAIDs はプロスタグランディン (prostaglandin) やブラディキニン (bradykinin) などを介して末梢神経系に作用し, 鎮痛作用を発揮しますが, オピオイドは痛みの伝達, 受容, 認識など中枢神経系に関与して鎮痛作用を生じるといわれています.

　ある頭痛薬の宣伝のキャッチフレーズ (catchphrase) で「末梢部位で痛みの基となる発痛物質と, それを感じる中枢部位の双方に作用する. だから効く, だから副作用が少ない. それが"ダブルブロック"です」という洒落た文句がありました.

　より鎮痛力の強いモルヒネを使用すると末梢側で鎮痛作用を示す NSAIDs の定時投与を中止する方がおられますが, 末梢作用性の NSAIDs と中枢作用性のモルヒネは併用すべきです. 痛みの"ダブルブロック"作用により鎮痛効果は相乗的に増強されるので, モルヒネの必要量が減少し, 副作用も軽減されると考えられるからです.

⑤ 疼痛時頓用加算法（for the individual）

※タイトレーション（titration）が一般的呼称です.

定時投与分のモルヒネを4時間ごとに服用し, さらに疼痛時には1回分（定時投与1日量の1/6）を頓用で追加投与します. そして疼痛時頓用で用いたモルヒネを定時投与量に加えた量を, 次回の定時投与量/日とする方法です.

〈処方例〉定時投与で5mg/回×6回＝30mg/日, 疼痛時頓用分として5mg/回のモルヒネを処方されている患者さんについて述べます.

初日には5mg の疼痛時頓用薬を4回使用しました. 2日目は2回, 3日目は3回服用したとします. この患者さんの3日間の平均1日のモルヒネ使用量は, 疼痛時頓用回数が3回/日ですからモルヒネ量として15mg/日になります. すると定時投与量の30mg と合わせると30mg/日＋15mg/日＝45mg/日ということになります. この量（45mg）が4日目以降の新しい定時投与量/日として設定されます. したがって45mg を6つに分包したモルヒネが, 4時間ごとに服用する定時投与分になります. これとは別分けにした, しかし同じ量に分包されたモルヒネを疼痛時頓用服用分として処方します（定時投与分と疼痛時頓用分を区別するために, 定時投与分をモルヒネ水溶液で, 頓用薬は使用されない場合もあるのでモルヒネ散剤で処方するのが望ましいと考えて処方していました）.

4日以降は新しく設定された定期投与分と疼痛時頓用分を用いて, 痛い時に使用した疼痛時頓用薬の使用量を定時投与分45mg/日に加えて, 次回の処方とします. このようにして疼痛時頓用分として処方された薬剤が使用されなくなった時の定時投与分量を至適投与量として維持に入ります.

使用した疼痛時頓用分を定時投与分に加えながら, 定時投与薬を増量し, 疼痛時頓用薬を使用しなくなった（疼痛時頓用使用が1〜3回/日の状態が3日/週くらいの痛みの程度）時点での定時投与薬の量を至適量とする方法が疼痛時頓用加算法です.

疼痛時頓用薬の使用が頻回・定期的になったら, 痛みが増強した可能性を考慮して, 再度同じ方法で頓用使用分を定時投与薬に加算して定時投与薬を増量しながら, 至適投与量を決定していきます.

 Notes　モルヒネに対する不安解消と慎重投与

1980年代にはモルヒネ水も散剤も薬局に依頼して作成していました. 処方する医

者も，作成する薬剤師も，使用する患者も，「モルヒネ」という得体のしれない，何となく怖い薬剤を扱うのが不安でしたから，慎重投与にならざるを得ませんでした．その意味では疼痛時頓用加算法は，すでに患者が服用した（経験済みの）量を新たに処方するので，薬局側も安心感があったといいます．

　現在は，市販のモルヒネ水も入手できるようになりました．しかも疼痛時頓用で使用する量が 5 mg/ 回と 3 mg/ 回とでは効果に大きな相違はなく，さらに 5 mg 単位で増減を決める投与法（5 mg 1 包み＝ 5 mg/ 回で効果がなければ 2 包み＝ 10 mg/ 回という方法）でも臨床的には問題ないことが報告されて以来，疼痛時頓用加算法は面倒だし，過去の遺物になってしまったかのようにいわれます．

　しかし疼痛時頓用加算法（titration）は，患者個々に異なる痛みの状況に対応して至適投与量を決めるための基本的な考え方であるのは変わらないと考えています[3]．

⑥ かゆいところに手が届くような細やかな配慮（with attention to detail）
　①〜⑤までの項目を遵守した上で心がける事項です．

　筆者がこの項目を説明する場合に用いる例えに「隠れた火傷症候群」と呼んでいる現象があります．挨拶代わりに背中を軽くポンと叩いた時，相手に『ギャー！』と叫ばれたら，「何だい，大袈裟な」と感じるでしょう．それは刺激と反応が一致しないからです．しかし，叩かれた相手の背中にひどい火傷があったとしたら，『ギャー！』という叫びは当然で，背中をポン！の刺激がいかに弱く軽くても，それに対する反応は理解できると思います．

　がん患者の痛みの治療では，状況や画像所見などから判断して"大袈裟"と思われるような痛みの反応やパニック（panic）としか思われないような理解不能な痛みを診ることがあります．これがまさに「隠れた火傷症候群」なのです．どこかに些細な刺激を激しい痛みに変える（増幅する）「隠れた火傷」があると理解すべきなのです．

　多くの場合，適切な痛みの治療が行われなかった患者さんにみられる現象ですが，痛みの訴えが強かったり，頻回だったり，あるいは理学的所見と一致しない場合には，医療従事者は「わずかなことなのに」とか「大した痛みとは思われないのに」と考え，挙句の果てに「あの患者さんは"痛がり屋さん"だから」などといともたやすくいったりします．

　特にモルヒネが強力な鎮痛薬なので，実際はモルヒネの投与量不足や非有効性の痛みであることが原因にもかかわらず，「モルヒネも使用されているのに」「モルヒ

ねも効かないなんて」という思い込みから誤解する場合も少なくありません.

　パニックとか痛みの表現が過剰と思われた時ほど,「隠れた背中の火傷」をみつける努力(with attention to detail)が必要なのです.

　ただし,隠れた火傷をみつけるためであっても,女性の背中を"ポン"は,現在では立派なセクハラ行為(sexual harassment)です.ご注意ください.

モルヒネ徐放薬(MS コンチン錠)

　1989年のモルヒネの徐放薬MSコンチン錠(MS Contin*:効果持続型硫酸モルヒネ錠)が発売されました.

　　　*硫酸モルヒネ(morphine sulfate hydrate)と持続性を意味するcontinuity
　　　から命名されたといわれています.

1)　MS コンチン徐放薬の特徴

　服用後の鎮痛効果発現は緩徐(3〜4時間)ですが,鎮痛有効持続時間が長いので2〜3回/日(8〜12時間ごとの服用)で済みます.

　がんによる痛みの治療は「藪医者方式」での対応が必要ですから,副作用が出現しても鎮痛薬の服用を止めることはなく,ほとんどの場合は継続します.服用開始時に嫌な思いを経験すると,最悪の場合は拒薬され,それから後のモルヒネの使用が困難になる危険性もあるので,投薬開始時に注意事項(条件)が付けられました

2)　使用にあたっての注意事項

　通常のモルヒネ(モルヒネ水,モルヒネ粉末,モルヒネ錠)を投与して鎮痛至適量を決めてから,同量(同じmg)のMSコンチン徐放薬に切り替えます(筆者は「お試し・効果確認投与」と呼んでいます).その理由は次の2点です.

① 使用初期ほど吐き気・嘔吐,眠気などの副作用が発現しやすい(多くは1週間以内に自然に,あるいは対症療法薬剤の投与で減弱・消退する)が,MSコンチン錠は徐放薬の性質上これらの副作用が服用開始時に長時間続く恐れがあり,患者さんから服用の中止・拒否を申し出られることを回避するため.

② 患者さんの訴える「痛い!」がモルヒネ有効性の痛みか否かを判別し,無効な痛みへの投与を避けるため(オピオイドが無効な痛み=モルヒネ非有効性の痛みへのモルヒネの投与は過量投与,依存性の誘因となりやすい).

　したがって,MSコンチン錠は疼痛時頓用使用や初回開始薬には,鎮痛効果発現

が遅く，効果持続時間が長いという理由で不向きです[2].

3）MS コンチンの発売

　MSコンチンの発売は本邦の「医療用麻薬」史上，革命的ともいえる出来事でしたから，多くの噂やら裏話やら，いわゆる盛りすぎに属する話までいろいろ聞こえてきました．何しろ『コンチン教』なる宗教の提言もあったくらいですから．

🗨 Rumor　「昔ばなし」風 MS コンチン発売の逸話

　1980年代後半頃の日本でのお話でございます.

　当時日本は貿易黒字でドルを抱え込んでおり，お上からは，庶民も外国製品を買うように，とお達しがありましたが，日本製品は優秀で，わざわざ外国から買うような物はなかったそうでございます.

　そこで当時の中曽根康弘首相は，英国の鉄の女・サッチャー首相の圧力もあって，ドル減らしの一環として日本にはなかった「硫酸モルヒネ」を輸入することにされたのでございます（英国の誇る名産品「スコッチウイスキー」の輸入も抱き合わせだったとか).

　厚生省は硫酸モルヒネを使った徐放薬「MSコンチン」の製造を国内製薬会社に依頼しましたが，需要が全く期待できないというので，どこの製薬会社も引き受けなかったのでございます.

　製薬会社にとっては涎の出るようなおまけを付けて2度目の依頼をしても，色よい返事がもらえなかったのですが，これではいけないと，（どんな取引があったのかわかりませんが）不利益を被ることも覚悟で，ある会社が受け入れ，1989年にMSコンチンが発売になったというお話がございます．男気と先見の明があり，会社に大きな利益をもたらした優れ者が居った会社の名は塩野義とかいうそうな.（塩野義製薬の広報誌 "What is Shionogi" の第2集/癌の痛みとの闘い〔第1版〕に「MSコンチン錠導入前後のエピソード」という題で元WHO専門家諮問部会委員の肩書で武田文和先生も原稿を寄せています）

＊　　＊　　＊

　今でこそ，オピオイドを販売している各製薬会社のMRの方々は「がん患者を痛みから解放」をうたい文句にしていますが，いずれの会社も，時の厚生省の執拗な依頼にもかかわらず，モルヒネなどは一顧だにしなかったというのが，歴史が物語る事実です.

＊　　＊　　＊

そんな噂を裏付けるように，緊急承認での販売許可の話……

本邦のモルヒネは塩酸モルヒネですから，硫酸モルヒネは本来なら別な薬剤として第1相試験から積み重ねて臨床試験にまで到達する必要があります．しかるに臨床試験のみで販売承認がされたということでした．それはきっと厚生省の息が掛かっていたからだと，噂好きな雀たちが勘ぐりました．しかし雀たちの多くは，まだ適応外だった塩酸モルヒネの注射薬を硬膜外腔やくも膜下腔に注入して，静注や筋注で保険請求していた弱みがありました．そちらの方も臨床試験のみで適応承認してもらうという「大岡裁き」で，雀たちも噂話をやめたとさ．

 Notes 『コンチン教』

第Ⅰ章（9ページ）で紹介した山本七平氏の闘病に関する文章の続きです[4]．

＊　　＊　　＊

人間現金なもので，痛みが消えると同時に退院したくなった．仕事のことも気になり出した．しばらくして，その旨を先生に伝えるとMSコンチンという不思議な錠剤に切り替えてくれた．MSコンチン錠を8時間ごとに服用するだけで，1カ月ほどで痛みから解放された．

確かにがんを完全に治療できれば，それに越したことはない．しかしその前にまずあの悪夢のような末期がんの「激痛」を除去することが第一歩かもしれない．これさえなければ，がんもおそらくほかの病気同様格下げになるであろう．そしてやがてこれは克服されるかもしれない．

医学には何の関係もない私がすでに知っている「硬膜外ブロック」や「コンチン」を医者が知らないはずがあるだろうか．しかし現実にはK病院ではどちらもしてくれなかった．それならば皆が広く知識をもち，医師に「先生『コンチン』頼みます」とか「『硬膜外』頼みます」と皆で言い立てることだ．

痛みが消えるというのは，地獄から天国にも上る思いである．それを知りつつ，今も，がんの痛みで苦しんでいる人が大勢いるのに何ともできないとは．

「硬膜外ブロック」も「MSコンチン」も科学の産物なのだから，これは真に「幸福の科学」だな．実際に「幸福の科学」という宗教があるそうだから，「コンチン教」なる宗教を確立したらどうだ．「コンチン教徒になれば，一切がんの痛みは消えますよ」とこういえば，案外信徒は獲得できるんじゃあないだろうか．

がんの痛みに苦しまないためには，医者に向かって手を合わせ『硬膜外ブロック・MSコンチンとひたすら唱えなさい』．

モルヒネの持続静注法

　経口投与のモルヒネの普及から，それほど遅れることなくモルヒネの持続静注も行われるようになりました．

　それ相応の器具も必要ですし，静脈ルートを維持するのは医療者・患者双方にとって負担ですから，発展途上国も視野に入れた「どんな国の，どんな医療者でも……」という建前から，WHO がん疼痛治療指針の1番目には経口投与（"by mouth"）を掲げています．しかし本邦では，当時（1980 ～ 1990 年），経口投与が不可能な患者さんのほぼ全例に中心静脈が確保され，IVH（中心静脈栄養）が行われていましたから，中心静脈につながれた点滴用ボトルにモルヒネを混入することには，それほど抵抗はなかったと思われます．

　さらに，当時は麻酔科医ががん疼痛治療の中心でしたから，心臓麻酔におけるモルヒネやフェンタニルの使用，術後鎮痛としての硬膜外モルヒネ注入法の普及などもモルヒネの静注法を後押ししたと考えられます．

　通常の硬膜外モルヒネ注入法での投与（2.5 ～ 5.0 mg）に匹敵する静注量は 10 倍量とされていましたから，20 mg/ 日程度のモルヒネのボトルへの混入は抵抗なく行われていました（麻酔科医は，筆者もそうでしたが経口投与量からの換算ではなく，慣れと安心感から硬膜外モルヒネ注入法の投与量から換算していたように思います）．

　しかし，本邦では本格的なモルヒネの持続静注法については，雑誌『ペインクリニック』に山形大学の加藤佳子先生（1990 年）と筆者（1989 年）が相次いで報告したのが最初で，それは持続注入器を使用した，モルヒネの投与量が 100 ～ 500 mg/ 日にも及ぶ症例を含む本格的な持続静注法の紹介でした．

 Notes　　モルヒネ大量投与時の想い出

　当時の日記から，2,400 mg/ 日の症例の状況を思い出してみました．

　「モルヒネには天井効果（薬剤の有効限界）はないといわれていても，信じられないような量に増えても痛みが消失しない時は，恐怖感から逃げ出したいような気持ちと，ここで逃げたら恥と思う気持ちや医者としての使命感が交錯し「早送り」のボタンを押す指も震えるほどだった．

　患者さんは痛みが薄らぐとともに，朦朧として呂律の回らない言葉の後に，突然，

首をガクンと折るように，いびきをかいて眠り込んで，徐々に呼吸数が少なくなっていく状況に，パニックに陥り，傍らにいる看護婦にも八つ当たりした．しかし，心臓麻酔でのモルヒネの大量使用経験から，循環系の抑制で死ぬことは考えなかったし，食べられないからこそ行っている静注だから，誤嚥性肺炎の誘引となる full-stomach はない．呼吸停止なら，気管内挿管，人工呼吸器装着で乗り切れるはずだ．麻酔中と同様に，いつでも対応できるように患者の傍らにいれば絶対に大丈夫と言い聞かせて，不安に慄きながらもベット脇にへばりついていた」．

　病室で看病しながら夜を過ごした人はわかると思うのですが，なぜか，ひたすら夜明けが待ち遠しいものです．季語がないので俳句にはなっていませんが，「診続けて，病室の窓に光待つ」という一句が日記にありました．

　山形の加藤先生も同じ頃，痛みのために廃人状態になっていた患者さんに，モルヒネを一定間隔で次々に single-shot で静注して，信じられない量になっていく時の怖さについて，研究会で話されています．当時の医者は皆，同じような想い出をもっていると思われます．

　現在，静注法のレスキュー（rescue）投与は5分ごとに1回注入法（single-shot）で追加投与と書いてありますが，当時を思い出すと，いくら大丈夫といわれても，よほど慣れない限り簡単には実施できないと思います．

　誰にとっても，想定外のモルヒネ大量投与は怖いのです．これを解消するには，初心者や，まだ経験の少ない医療従事者の気持ちを思い遣って，十分な説明は当然ですが，いわゆる教科書の方法を強制しないことだと思いました．しかし，それだけでは不十分で，心配の声が聞こえるような投与量になったら，杞憂とはいえ，それ以降は投与量が増えるたびにスタッフや家族の不安を和らげるために，ともかく傍に居ることです．その結果，病棟に泊まり込むこともありました．

　自分にとっては，使用経験済みの投与量でも，初めて体験する病棟では血相を変えるような大事件なのです．確かに気軽に 2,400 mg/日といいますが，10 mg/1 mL アンプルしかなかった時代には維持量で 240 本分になります．このような大量のモルヒネ入り補液の作成（時には，500 mL の点滴1本分のすべてがモルヒネ注射液）に勤務開始前や深夜勤務終了後にボランティア（volunteer）でアンプルを切ってくれた看護師の協力があったればこそできたことでした．しかし，それほどの理解と協力を惜しまぬ看護師でも，疼痛時頓用の「早送り」は駄目でした．確かに，1日の 1/24（1時間量）といっても，100 mg にもなります．モルヒネアンプル 10 本分を1回の頓用使用ごとに三方活栓から一気に注入するのですから，初めての看護師はもちろん，主治医も絶対に行ってはくれませんでした．

　後日の余談ですが，2001 年に高用量・高濃度のモルヒネ注射液アンプル（200mg,

4%モルヒネアンプル）が発売された時は，本当に助かりました．

　我々の世代の医療従事者が，モルヒネに対する恐怖感を共有し，どんな事態にも責任をもつ姿勢で対応したことが，モルヒネによる鎮痛への誤解を解くことに，わずかながらも貢献できたのではないかと自画自賛しています．

　しかし，このようにして患者のベッド脇に居たことや病棟に待機して経験したこと，患者さんや家族に教えられた多くのことが，筆者の緩和医療へ関心をもつきっかけになったのも事実です．

1) なぜこんなに大量のモルヒネを使用しても呼吸抑制が起こらないのか，そして鎮痛できないのか

a) 酒と盃の仮説（筆者による）

　モルヒネの鎮痛作用について，モルヒネという「お酒」を，活性化された受容体という「開かれた盃」に注ぐという「酒と盃の仮説」を立ててみました．この仮説が当てはまるのは，モルヒネが有効な痛みの場合だけで，モルヒネ非有効性（モルヒネが効かない）の痛みの場合は通用しないと考えられます．

　痛みに関係するモルヒネ受容器（μ，δ，κ）になぞらえて，とりあえず3種類の盃を並べました．

　痛みのない時は，盃は伏せられた状態にあります．しかし，内因性モルヒネに反応するために，1つの盃は開いていると考えられます（図①）．

　痛みが強くなるとモルヒネ受容器は活性化する，すなわちモルヒネという酒を受けるべく，伏せられた状態にあった盃が，お酒を受けられるようにひっくり返って開いてきます．図ではそれぞれの形の盃の左端の盃が上を向いています（図②）．

　至適量とは，活性化した受容器に相当するモルヒネが投与された状態ですから，開かれた3つの盃に，こぼれることなくモルヒネというお酒が注がれた状態が至適量になります（図③）．

　痛みが強くなるほど多くのモルヒ

①痛みのない状態
通常でも内因性モルヒネ様物質に反応するために必要な受容器は開いている

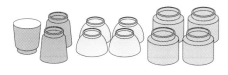

②痛みが強い状態
痛みが強くなるとモルヒネ受容器は活性化する（伏せられた盃が注がれる盃に変わる）

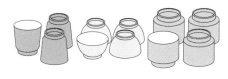

③**至適量が投与された状態**
痛みの強さ＝モルヒネの投与量（注がれるべき
状態の器すべてに酒が満たされている）

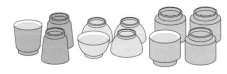

④**痛みがさらに強くなった状態**
痛みが強くなるほど多くのモルヒネの受容器が
活性化（開かれる盃の数が増える）

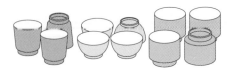

⑤**過量投与された状態**
痛みの強さ≪モルヒネの投与量→中毒
（こぼれた酒が悪さをする）

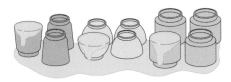

ネの受容器が活性化されますから，図では開かれる盃の数は増えてきます．すなわち，開かれた盃を満たすお酒の量，鎮痛に必要なモルヒネの至適量は増えてきます．伏せられていた盃の多くがひっくり返ってより大量のお酒を注がれるべき状態を作り出していきます（図④）．

痛みがあるとモルヒネの受容器の反応が変化して，痛みの強さに匹敵するモルヒネを受け入れて鎮痛しようとする人間に備えられた防御反応の1つで，このような機能によって麻薬の依存とか中毒などの発生が予防されると考えられます．

必要以上のモルヒネが投与された時，すなわち開かれた盃以上のお酒が注がれると，お酒が盃からあふれ

てこぼれます（図⑤）．この，こぼれたお酒が悪さをするのですが，その症状は鎮痛のために必要な量より多く使用された過量投与によるものです．

盃からこぼれたお酒は，まず縮瞳や傾眠をもたらします．そして呼吸数が減少します．この段階では，声をかけると眼も開けるし，深呼吸もします．しかし，さらにモルヒネが増えると呼吸数が低下し，CO_2ナルコーシス（CO_2 narcosis）を経て，昏睡状態になります．

このようにモルヒネの過量投与による呼吸抑制は定型的な経過をたどります．したがって換気障害をきたす要因がモルヒネの他にない状況で，熟睡時の呼吸数が1分間に10回以上あれば，モルヒネが鎮痛のために必要な量以上に投与されているとは考えられないので，投与量が大量に思われても増量を恐れることはありません．

さて，この盃の開閉状態は多くの要因によって左右されます．

盃を開く方向に働く因子としては，至適量以下あるいはオピオイド非有効性疼痛へのモルヒネの投与，全身状態の低下，がんの進行による腫瘍の伸展，それに加えて睡眠障害や痛みを伴うがんの治療や必要量以下のモルヒネの投与などが代表的な

ものです.

　このような身体的な要因ばかりでなく，安心や希望など精神的な要因，生きがい
や信仰心，家族関係などの社会的要因も盃の開閉には大きな影響を及ぼすと考えら
れます．このような要因で盃の開閉状態が左右され，痛みの強弱やオピオイドの使
用量が変わることこそ，緩和ケアの醍醐味と感じている方々も少なくないと思いま
す.

　盃を伏せる方向に働く，すなわちモルヒネの必要量を減らす因子としては，
NSAIDs や神経ブロックなど他の鎮痛手段の併用，化学療法や放射線療法など腫
瘍自体の縮小をもたらすがん治療があります.

 Notes　　酒と盃の仮説と「痛みによるドパミン（dopamine）の遊離抑制」

　星薬科大学の成田年先生らが 2000 年に「オピオイド系研究の新しい展開」という
画期的な論文を発表されました[5]．本当にザックリと省略して，筆者なりに説明させ
ていただくと，「痛みのない状態でモルヒネが体内に取り込まれると，普段は働きを抑
えられている主ブレーキ役（GABA interneuron）の抑制が解除されて，脳内深部に
ある腹側被蓋野という領域からドパミンが遊離して側坐核の受容体に結合し，快楽作
用を発揮する．しかし，痛みがあると補助ブレーキ役（dyanorphinergic neuron）
が働いて，モルヒネが体内に取り込まれても腹側被蓋野からのドパミンの遊離が抑え
られる．その結果モルヒネはもっぱら鎮痛作用に専念でき，ドパミンによる快楽作用
の発現には使用されないので，依存形成は起こらない」という考え方です.

　「酒と盃の仮説」を，（多少強引な結び付け方とも思われますが）「盃からあふれたモ
ルヒネは，大量ならば傾眠とか呼吸抑制の急性の副作用を起こすが，たとえ少量でも
長期に，しかも度重なると依存性にも関わるようになる（ドパミンの遊離による快感）」
と考えると，成田先生の「痛みがドパミンの遊離を抑えるので，痛みのある人に必要
とされる量のモルヒネを投与する限り（それが一見大量であっても）依存性は発症し
ない」という説と矛盾することはないように考えるのですが，どうでしょうか？

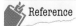 **Reference**　ドパミン（dopamine）＝"happy hormone"

　人の脳には約 1,000 億個の神経細胞が存在すると推定されており，これらがお互い
に連結しながら複雑なネットワーク（network）を構成しています．その中でも「報
酬系」と呼ばれるネットワークの 1 つとして，「楽しさ」や「気持ちよさ」をもたら

す刺激（報酬刺激）に応答して活性化する系があります．これによって快感や意欲などの感情が引き起こされ，人はこれを経験して学習するといわれています．報酬系回路に関与する主な調節因子はドパミンという神経伝達物質であり，別名 "happy hormone" ともいわれます．

ドパミンは脳の側坐核という部位に作用し，細胞内で分子レベルの変化を引き起こし，細胞の機能を調節します．またドパミンの機能不全は様々な精神・神経疾患で確認されています．例えばドパミンの過剰分泌は統合失調症，注意欠陥，多動性情動および強迫性障害などの原因となるといわれています．一方でドパミンが不足すると，抑うつ，パーキンソン病（Parkinson's disease）などが起こることがあります．

コカインや覚せい剤などの薬物依存症やギャンブル依存症は，ドパミンによる快感を異常に求める状態だといわれています．したがって報酬系回路においてドパミンがどのように機能しているのかを分子レベルで研究することは，上記の精神・神経疾患や薬物依存症に対する予防策や効果的な治療法を開発する鍵となると期待されます（名古屋大学大学院医学系研究科神経情報薬理学分野の貝淵弘三・舟橋靖広＆医療薬学山田清文・永井拓氏らの研究グループによりドパミンの働きの一部が解明された[6]）．

b）天井効果（ceiling effect）

有効限界ともいいます．薬剤の投与量を増やしても，薬剤による薬理効果はある一定以上に増えることはないという概念です．オピオイドには天井効果はないので，増やしたオピオイドの分量に相当する分だけの鎮痛効果が得られるといわれています．しかし，（筆者の努力不足かもしれませんが）明確な説明や EBM に基づいた確固たる論文が見当たらないのも事実です．

筆者の「酒と盃の仮説」も，オピオイドには他の鎮痛薬のように天井効果がないという臨床的な事象をわかりやすく説明するために，それこそ一杯やりながら編み出した仮説にすぎません．

2）「医療用麻薬」といわれる理由

それは，「痛みがある患者さんだけに使用（オピオイド有効性疼痛患者と呼吸苦症状に限定して使用）する」からです．患者さんに説明する時は「これはただの麻薬とは違います，『医療用麻薬』です．あなたが痛いから，痛みがある状態だからこそ安全に使用できる麻薬なのです」となるでしょう．

モルヒネの鎮痛作用を残し，不都合な作用を抑制するために長い間多くの研究がなされ，またペンタゾシン（pentazocine）など種々の拮抗性麻薬鎮痛薬などの開

発が行われてきました．しかし，最良の解決策は生体のもつ痛みそれ自体にあった
ようです．痛みのある患者さんにモルヒネを投与した場合，受容体の反応に変化が
起きて，依存や中毒などの作用を起こさずにモルヒネの鎮痛作用が強調されるとい
うことがわかりました（机上の計算に過ぎませんが，全身のオピオイド受容体がす
べて活性化したら，1万〜1.2万mg/日くらいの使用例があっても不思議ではない
という話も聞きました．筆者自身は6,000mg/日の経験ですが，2万mg/日という
量の投与経験のある医者もいました）．

　ある意味でモルヒネに関わる長年の大きな障壁が「疼痛患者への限定投与」とい
うことで取り除かれたと考えてよいということです．ただし，<u>あくまでもモルヒネ
が有効な痛みに限って，鎮痛効果の目的で使用する限りは</u>という条件付きです．モ
ルヒネ非有効性の痛み（＝モルヒネでは鎮痛されない痛み），取れにくい痛みに関
してはこの概念は当てはまりません．それは痛みのない人にモルヒネを投与するの
と同じ条件であり，有害事象が発生すると考えられるからです．モルヒネ非有効性
の痛みへのオピオイドの投与によりせん妄が多くなるという報告もあります．また
モルヒネがもたらす鎮痛効果以外の認知機能，感情，不安などへの影響を期待して
の使用と，ケミカルコーピング（chemical coping）との関連性も指摘されていま
す[7]．

モルヒネの持続皮下注法

　入院中の患者さんはいろいろな薬剤を点滴していることが多いので，そのルート
を利用したモルヒネの静脈投与は便利な方法です．しかし，他の薬剤や補液が24
時間連続して点滴が行われているとは限りません．

　そこで行われるのがモルヒネの持続皮下注です．持続注入法の中では最も侵襲が
少なく，しかも簡便な方法なので，多少の訓練で家族や患者さん自身にも針の刺入
や固定が容易にできます．入浴時などは，一度針を抜いて，絆創膏やテープなどで
刺入部を覆い，用が済んだら皮膚を消毒後に再刺入すればよいので在宅療養では必
須の手技です．

　簡易持続注入器を使用すれば，外出もできます．

　通常は27〜25Gの翼付きの針（専用の針も販売されるようになりました）を腹
部あるいは胸骨前面の皮下（自分で刺入可能で，体動により針が抜けない，痛みが
起こらない部位）に刺入して，注入ポンプを用いて持続的にモルヒネを注入します．

　注入量は1mL/時間＝24mL/日（240mg/日）が限界で，これを超えると刺入部

位の腫脹や炎症による発赤，薬液の漏れなどがありモルヒネの効果も減少するので，頻回の刺し替えが必要になります．

Notes 高濃度モルヒネ溶液の発売

10 mg/mL のモルヒネ注射薬を用いて可能な持続皮下注では，通常は 240 mg/ 日が上限で，痛みが強く高用量を必要とする患者さんや，疼痛時頓用ルートとしては不適でした．4％モルヒネ 5 mL 注射液が 1995 年に発売になり，投与量も増やすことができるようになりました．

Memories 携帯型持続注入ポンプ

テルモ社から黄色の電池を使用して 10 mL の注射器を装着できる携帯型の持続注入器（ベージュ色の俗称"弁当箱"といわれる）が発売されました．1990 年代にはどこの病院の看護室にも黄色い電池の詰まった充電器が置かれていたのを思い出しますが，これで在宅医療に移行できた患者さんも多く，筆者らには懐かしの名機器です．

ついで，バクスター社から薬液を充填するバルーン部分の収縮弾性力により薬液が注入される，バルーン型ディスポーザブルの携帯型持続注入器が発売されました．その後，バルーン型ばかりでなく，大気圧を利用する真空型タイプなどの工夫を凝らした種々の注入器が発売されました．

多種多様のオピオイドの発売や開発の陰に隠れがちな携帯型持続注入ポンプですが，これらの機器の発達なしにはがんの痛みの治療，特に在宅医療におけるがん疼痛治療を語ることはできないと考えられます．

Memories バルーン型の持続注入器に充填されたモルヒネの扱い

一度バルーン型の持続注入器に充填されたオピオイドは取り出すことができないので，他人が他の目的（譲渡，売却など）で転用することが不可能ということで，病院から自宅に持ち帰ることが認められました．これは，「仙台ターミナル・ケアを考える会」と「東北緩和医療研究会」が中心になって，製薬会社・医療機器メーカーも巻き込んで，厚生省保険局医療課宛に要望書（在宅悪性腫瘍患者指導管理における調剤薬局でのディスポーザブル注入ポンプの保険取り扱いに関する要望書）の提出・請願を繰り返し行い，2000 年 12 月に要望書が認められ，調剤薬局から患者さん宅に届け

られるようになったことの延長上の処置として認められました.

【モルヒネ一家そろい踏み】

a) 内服薬
・日本薬局方モルヒネ塩酸塩水和物
・日本薬局方モルヒネ塩酸塩錠
・モルヒネ塩酸塩水和物徐放性カプセル（パシーフカプセル）
・モルヒネ塩酸塩内用液剤（オプソ内服液）
・モルヒネ硫酸塩水和物徐放錠（MS コンチン錠）
・モルヒネ硫酸塩水和物徐放性細粒（モルペス細粒）
・モルヒネ硫酸塩徐放性カプセル（MS ツワイスロンカプセル）

b) 注射薬
・日本薬局方モルヒネ塩酸塩注射液
・モルヒネ塩酸塩注射薬（プレペノン注 100 mg シリンジ）

c) 坐剤
・モルヒネ塩酸塩坐剤（アンペック坐剤）

（医療用麻薬要覧－麻薬生産者協会編－2020 年 8 月参照）

 Reference　モルヒネに関する「得する知識」

　アヘンの効果は知られていましたが，その有効成分は 17 世紀にはまだわかっていませんでした. 多くの人々が抽出しようとしましたが，これが難しくなかなか成功しませんでした. そんな状況が続く中，ドイツの薬剤師 Friedrich Wilhelm Sertürner が抽出に成功しました. 多くの科学実験がそうであるように，モルヒネの発見も偶然からの賜物でした. たまたま液体アンモニアを加えたところ結晶成分が出現し，それを硫酸とアルコールで洗うことで抽出に成功しました. 動物実験と，自分自身で服用することで，この物質に鎮痛効果とアヘンと同じような夢心地をもたらす作用があることを確認し，ギリシャ神話の夢の神である Morpheus にちなんで morphinum と命名しました（1806 年）.

　アヘンは薬効が不確実で，効きすぎたり，逆に効果がなかったりして，飲みすぎによって致命的な有害事象を起こすこともあったので，安定した効果が期待できる morphinum は，多くの学会でも高い評価を得ました. 例を挙げますと，1817 年のドイツの鉱物学会ではあのゲーテが彼を名誉会員に推挙したといわれています. さらに 1831

年には「重要な医学的発見の道を開いた」功績を称えて，フランス学士院が 2000 フランの賞金とともに科学部門のモンチョン賞を与えています．

　モルヒネ一家のそろい踏みによってがん疼痛治療は一段と進歩しましたが，腎機能が悪い患者さんには使いにくいという欠点があります（禁忌ではない）．

📝 Reference　モルヒネの代謝に関する注意点

　モルヒネは，肝臓でのグルクロン酸抱合により，約 50％がモルヒネ -3- グルクロニド（M-3-G ＝ morphine-3-glucuronide），10％がモルヒネ -6- グルクロニド（M-6-G）に代謝され，残る 8 ～ 10％がそのままの形で腎臓から排泄されます．

　M-6-G はそれ自体が強力な鎮痛作用を有し，脳移行性がモルヒネよりも低く，ゆっくりと血液脳関門を通過するために作用持続時間が長く，またモルヒネを大量投与した際にみられる痛覚過敏（opioid induced hyperalgesia: OIH）やアロディニア（allodynia ＝異痛）に関与している可能性があります（日本緩和医療学会がん疼痛の薬物療法に関するガイドライン 2010 年版[8] より）．

オピオイド供給隆盛期

　WHO がん疼痛治療の普及につれてモルヒネ使用量が増えるに従い，モルヒネ以外のオピオイドの国内販売が相次ぐようになりました．その中の代表がオキシコドン（oxycodone）とフェンタニル（fentanyl）でしょう．

1）オキシコドン（oxycodone）

　アヘンに含まれるアルカロイドの成分としてモルヒネとテバイン（thebaine）があり，テバインから合成された "半合成麻薬" として作られたのがオキシコドンです（日本での発売は 2003 年からですが，1925 年にはヒドロコタルニンとの複合薬（パピナール注）として発売され，一時期販売中断があったものの 1968 年に再開されています）．

　カナダ，オーストラリア，米国ではオキシコドンの歴史は古く，1917 年以降にはアセトアミノフェンや NSAIDs との配合剤として発売され，歯痛などの中等度の痛みに気軽に使用されてきました（この気軽さが，合剤からアセトアミノフェン

を除いて単剤となって強麻薬に格上げされたオキシコドンを簡単に使用する背景になったともいわれています).

1963 年,オキシコドン単独投与の方がモルヒネより大きな鎮痛効力をもち,便秘以外の副作用,特に鎮静が起きる頻度が低いということで強麻薬として認められることになりました.

モルヒネと同じく μ 受容体を介して鎮痛作用を発現させます.モルヒネに比べて便秘や吐き気が少ないとされますが,臨床的には大きな差はないともいわれています.モルヒネとの最も大きな相違は代謝の様式で,経口オキシコドンの生体内利用率 60%（＝モルヒネの約 1.5 倍）で,肝臓のチトクロムという酵素（cytochrome P450）によって noroxycodone と oxymorphon になりますが,ほとんど薬物活性をもちません.また未変化体として尿中から排泄されるのも 5.5 ～ 19% なので,腎機能が低下している患者さんにも,ある程度安心して使用できます.

Rumor　噂を信じちゃいけないよ！

WHO が目指したのは「どんな国の,どの地域の第一線医療機関でも実施でき,どの科の医師にも利用できるがん疼痛治療法」です.しかしながら,中国では昔からの漢方があり,鎮痛薬には『附子』が使用されてきました.何よりもアヘンの吸引の悪習からその輸入を巡ってアヘン戦争の苦い経験のある中国では,モルヒネを使用するWHO 方式を原法のままでは普及させるのは難しいだろうという配慮から,モルヒネに代わる麻薬の製造を行いました.それがオキシコドンだといわれました.しかし,予想に反して中国はモルヒネを受け入れたので,オキシコドンがだぶついてしまい,世界中に販売網を広げて売りまくったのです.その一環として本邦にも輸入されることになりました.⇒完全なる『風評』です.

その証拠はオキシコドンが作られるアヘンの成分の「テバイン」にあります.テバイン（thebaine,別名 paramorphine）は 1832 年フランスの薬学者 Pierre Jean Robiquet により単離されました（Thebaine の名前は紀元前 1500 年頃の古代エジプト女神が使用していたアヘンのラテン名 opium thebacum に由来するともいわれています).

そして 1916 年ドイツの Frankfurt 大学の Martin Freud と Edmund Speyer がテバインからオキシコドンを合成したといわれています.

WHO のがん疼痛救済プログラムの会議が開催されたのが 1982 年ですから,そのより 60 年以上も前にオキシコドンが作られていたことになります.

【オキシコドン一家そろい踏み】

a）内服薬

・オキシコドン塩酸塩水和物錠（オキシコドン錠）

・オキシコドン塩酸塩水和物散（オキノーム散）

・オキシコドン塩酸塩徐放性カプセル（オキシコドン徐放カプセル）

・オキシコドン塩酸塩水和物徐放錠（オキシコンチン TR 錠，オキシコドン徐放錠
　NX）

b）注射薬

・オキシコドン塩酸塩水和物注射液（オキファスト注）

（医療用麻薬要覧─麻薬生産者協会編─2020 年 8 月現在参照）

💭 **Memories** 　大腸がんの患者さんの感激の言葉

　「がんが崩れて便に出てきたよ．痛みは消えたし，がんを壊してくれるし，オキシコ
ンチンってすごい薬だね」．

　オキシコンチンを服用した後，便中に錠剤やカプセルの殻がみられることがあり，
これを「ghost pill」あるいは「ghost tablet」といいますが，オキシコンチンの場合，
壊れた粒子状にみえますから，見方によってはがんの一部にみえても不思議はないか
もしれません（「癌」は「岩」に通じ，でこぼこした物体の感じ）．しかし残念ながら
がんの残骸ではなく，薬の遺残物です．薬剤自体は溶解して吸収されていますから，
薬の効果自体には何の影響もありません．

💭 **Memories** 　オキシコドン注射液はオキファスト発売以前にもあった

　その名は「パビナール注」（武田薬品工業，2018 年 12 月に発売中止）．オキシコ
ドン錠を使用している医療従事者でも，「パビナール」がオキシコドンであることを知
る人は少なく，むしろ太宰治が習慣的に利用していたことを「斜陽」から引用した井
伏鱒二の文章でその名称を知った人の方が多いのではないでしょうか？

　オキシコドンの注射薬オキファストが発売されてからは，完全に忘れ去られた薬剤
になりました（「パビナール注」は 2017 年に販売中止）．

　オキシコンチンはその名称の"コンチン"が示すように徐放性，オピオイドの効
果が長時間持続する型（type）の薬剤です．しかし MS コンチンと異なるのは，

本邦向けにわざわざ低用量の5 mg 錠を発売したことです．その目的は，WHO 3
段階方式の第2段階（中等度の痛み）から使用を開始して，薬剤を変更することな
くそのまま増量するだけで第3段階（強度な痛みへの対応）へとスムース（smooth）
な移行ができるというのをセールスポイント（sales point）にしたかったからだと
思います．オピオイドを初めて使用する（opioid native）患者さんにも，第2段階
からオキシコンチンを使用しても支障がないことを積極的に PR（public
relations）したのです．

　WHO がん疼痛ガイドライン 2018 版でも段階的使用が削除されましたから，初
回から少量の強オピオイドを使用すること自体は許容範囲内だと思います．それは
弱オピオイドのリン酸コデインは体内で強オピオイドのモルヒネに変化するので，
薬理学的には低用量のモルヒネ投与と同じ意味をもつと考えられるからです．問題
にしているのは長時間作用性のオピオイドを初回から使用するということです．

　筆者は MS コンチンの添付書に当初記載された「通常のオピオイド（徐放薬で
はないオピオイド）でその効果と副作用および至適投与量を決めてから長時間効果
持続型の薬剤（徐放薬）に切り替える“お試し・効果確認投与”がオピオイドを安
全にかつ適切に使用するための基本だ」と考えているからです．

　その理由は，一にも二にも，徐放薬は鎮痛効果発現が遅く，効果持続時間が長い
という薬剤の特徴にあります．オピオイドの効果判定も，至適量の判定も，（徐放
薬でない）通常のオピオイド製剤に比べれば遅れます．

　もし服用2時間後にも痛みが取れなかった場合，その原因は使用したオピオイド
の効果が出現していないためなのか，オピオイドの適応でない痛み（オピオイド非
有効性の痛み）だからなのかの判定が付きません．にもかかわらず，初回投与です
から疼痛時頓用薬を使用するわけにもいきません．言い替えると，その間患者さん
の痛みは治まらないという状況になります．

　徐放性のオピオイドの効果が十分に発揮された4時間前後の痛みの状況で，よう
やく痛みの判定が可能になります*．この時点で鎮痛不十分ならば，低用量オピオ
イドですから投与量不足の可能性は高く，2回目に投与される徐放性オピオイド製
剤の増量が必要になります．しかし多くの場合，処方の時間が遅くなったり，2回
目の投与が夜間帯に掛かるなどの理由で，そのまま初回量と同じというのが実情で
す．その結果，患者さんは2日にわたって鎮痛されないことになります．これを避
けるため初回に徐放性オピオイドを投与し，同時に疼痛時頓用のオピオイド（速放
性）の指示が出されているケースもあります．このような指示の下で頓用薬を使用

した場合は，オピオイド血中濃度は漸減中の徐放性オピオイド分と新たに服用された頓用オピオイド分の合計になりますから，場合によっては初日から過量になる危険性もあります．

結局，低用量でも徐放性のオピオイド製剤をオピオイド未使用（opioid native）の患者さんに初回から使用してもよいという根拠は崩れ，お試し・効果確認使用の医療者側の煩雑さを省略した分，患者さんが痛みから解放されて至適量で鎮痛状態が維持されるまでに要する時間を無意味に長くしただけということになりかねません．

　　　＊さらにこの時点でオピオイドに起因する副作用が出現した場合には，その作用は，徐放薬ではない通常のオピオイドに比べれば，より長時間続くことになります（この点については製薬会社でも綿密に調べたと思われますから杞憂だとは思いますが，理屈上はそういうことが考えられるということです）．

もちろん，昔とは異なり，オピオイドの普及や多くの講習会などにより，医療者の診断能力が高まり，オピオイド非有効性がん疼痛へのオピオイド投与は行われなくなったとの見解からだと思われます．しかし，臨床現場では，オピオイドのお試し・効果確認使用なしに初回開始薬として鎮痛効果発現が遅く，作用時間も長い徐放性の強オピオイドが投与され，パターン（pattern）化した増量が行われている場合も少なくありません．

WHO がん疼痛ガイドライン 2018 年版にも継続して残された項目には，こうあったはずです．「細かい配慮が必要（with attention to detail）．」

Notes　オキシコンチン TR 錠の発売

2017 年 12 月 8 日，乱用防止を目的とした持続性がん疼痛治療薬オキシコンチンTR 錠（一般名：オキシコドン塩酸塩水和物）の発売を，塩野義製薬が発表しました．同剤は医療用麻薬です．海外ではハンマーで錠剤を砕き，それを水で溶かし注射し乱用するケースがあることから，容易に砕けない硬さをもち，水を含むとゲル化するように設計してあるといわれています．

発表によると，米国では 2013 年以降，FDA が乱用防止特性をもつ薬剤の使用を推奨し，従来製剤からの切り替えが進められているそうです．

本邦で販売されている TR 錠オピオイドとしてはタペンタ錠（タペンタドール塩酸塩）があります．

TRは "tamper resistant（叩いても壊れない）の略" という説と，"time release（溶けるのに時間がかかる）の略" という説があります．しかし前者は，TRという名称のないオピオイド薬剤を叩いて壊せば乱用できるというイメージを与えかねないので，TRは "time release" の略語ということに落ち着いたらしい．と聞いています．

同じように注射薬として使用できない工夫が施された薬剤として，オピオイドの拮抗薬のナロキソン（naloxan）との合剤があります．ペンタゾシン（pentazocine）の内服薬にも，乱用防止策として同じような工夫が施されています．

2）フェンタニル（fentanyl）

2002年にリザーバー型72時間用発売，2008年にマトリックス型24時間用発売．

植物からの抽出ではなく合成オピオイドであり，麻酔（NLA麻酔）の補助薬として使用されてきました．鎮痛力はモルヒネの100〜200倍，ヘロインの50倍と極めて強力です*．μオピオイド受容体のsubtypeのμ1受容体（脊髄レベルより上位での鎮痛，多幸感，徐脈，縮瞳，低体温，尿閉，嘔気，瘙痒に関与）に対する選択性が高く，μ2受容体（脊髄レベルでの鎮痛，鎮静，呼吸抑制，身体依存，腸管蠕動の抑制に関与）への結合はモルヒネより弱いとされ，脂溶性が高いため発売当初は注射薬と貼付薬しかありませんでしたが，後に経口腔粘膜吸収タイプの舌下錠とバッカル錠も発売されました．

最初に発売されたリザーバー型（デュロテップパッチ）のフェンタニル量は2.5mg/枚（0.6mg/日）**で，日本人にはモルヒネからの移行にしても初回時の使用量としては高用量すぎる場合も多く，といって薬剤の物理的な性質（リザーバー型）上1/2に切ることができませんでした．そこであらかじめデュロテップ貼付予定部位の皮膚にプラスチックテープを貼って，半分の領域からフェンタニルが吸収されるようにしてデュロテップを貼付するなどの工夫が必要でした（半貼り方式）．その後マトリックス型パッチが発売され，構造上は切断可能になりましたが，臨床上は不適切という指導がなされています．しかし，低用量の商品が発売されたので(製薬会社の目的はオピオイド未使用（opioid native）患者さんへの貼付で，決して半貼り用ではないのですが），プラスチックテープを用いた「半貼り方式」はすでに過去のものになりつつあります．

*モルヒネの100倍もの強力な鎮痛力は，モルヒネの効果のない痛みにも効くか？：新聞などにも「モルヒネよりも強力な鎮痛薬が開発される」などと大々的に報道されることがありますが，モルヒネによって鎮痛されな

い痛みには効きません. 100倍強力というのは, モルヒネの1/100の量で同じ効果が得られるということです. 例を挙げると, 砂糖の100倍甘い人工甘味料というのは, 砂糖100gで味付けした甘さがたった1g (100gの1/100の量) で出せるということで, カロリー制限にはなりますが甘さ自体は変わりません. それと同じ理由です.

**フェンタニルの用量表示:海外製品は時間当たりの放出量表示, 日本の製品は内容量表示になっています (例:12.5μg/h＝フェントステープ1mg＝ワンデュロパッチ0.84mg＝デュロテップMTパッチ2.1mg).

【フェンタニル一家そろい踏み】

a) 注射薬

・麻酔用鎮痛剤フェンタニル注射薬

b) 外用薬

・経皮吸収型持続性疼痛治療剤 (デュロテップMTパッチ)

・経皮吸収型持続性疼痛治療剤 (フェントステープ)

・経皮吸収型持続性疼痛治療剤 (ワンデュロパッチ)

・経皮吸収型持続性癌疼痛治療剤 (フェンタニル3日用テープ, フェンタニル1日用テープ)

・経皮吸収型持続性癌疼痛治療剤 (フェンタニルクエン酸塩1日用テープ)

※持続性の後の"癌"の文字は後発品に特有と考えられます.

c) 参考資料とした医療用麻薬要覧―麻薬生産者協会編―では, 以下の口腔粘膜吸収, および舌下錠を内服薬の項目に記載している.

・フェンタニルクエン酸塩口腔粘膜吸収製剤(イーフェンバッカル錠, 歯齦貼付用:歯茎と頬の間に挟んで使用)

・癌疼痛治療剤 (アブストラル舌下錠)

(医療用麻薬要覧―麻薬生産者協会編―2020年8月参照)

〰 Noise　　アヘン・ペルシャンタン・チャイナホワイト

パキスタンではアヘンは医薬品として扱われていました. 頭痛の時に少量の生アヘンを耳の裏に擦りこむと劇的に効いたそうです. その薬効に目を付けたドイツの製薬会社がアヘンを生成して鎮咳薬を発売しました. その商品名がヘロイン (ジアセチル

モルヒネ）だったといわれています．しかし鎮咳以外に異常な使用法をする人が現れ，その製造も販売も禁止されてしまいました．そこで抜け道として，アフガニスタンからイランにかけての黄金の三日月地帯で産出されたアヘンがヨーロッパに流れて，ヘロインが生成されました．これらは産地にちなんで「ペルシャンタン」と呼ばれました．その後中国の秘密結社「青幇」のボスの杜月笙らが複雑なヘロイン生成工程を画期的な方法による精製の簡略化に成功し，これをさらに進歩させてヘロインの 50 倍も強力な合成ヘロイン（アセチルフェンタニル）を作り出しました．この中国産のヘロインは，やや褐色のペルシャンタンに比べて白いので，チャイナホワイト（China white）と俗称されるようになりました．このアセチルフェンタニルのヘロインの威力はすさまじく，映画『スタンド・バイ・ミー（Stand by Me）』でリバー・フェニックスが溺れた薬が，まさにこのチャイナホワイトだといわれています．

　今も中国から航空便で密輸されるチャイナホワイトによって，5 万人 / 年に近い人々が亡くなっていると報道されています．2018 年にブエノスアイレスで行われた中国の習主席と米国のトランプ大統領の話し合いの約束事項の第 1 項目として報道されたのは「違法なフェンタニルの取締り」でした．

　本邦では，現在は麻薬の使用が医療用に限定されているので，米国のようなことはないといわれています．それだけに，非医療目的で患者以外に流れるような事態が疑われると大変厳しい取り調べを受けます（20 ページ参照）．

Notes 「耳なし芳一状態」

　モルヒネに換算するととんでもないような量の貼付薬をあちこちに貼っている患者さんがいます．その理由として，もちろん難治性の痛みも考慮すべきですが，皮膚の状況などにより貼付枚数と血中濃度が一致していないと考えられる場合もあります．

　しかし，筆者の考えでは，貼付薬は肩こりや筋肉痛に使用する湿布薬という概念が強く，痛い場所に貼りたがるという習性も見逃せません．大用量の製品があるにもかかわらず低用量の貼付薬を痛む場所すべてに貼りたがる方もおられました．

　これを，平家一門を弔った阿弥陀寺に伝わる盲目の琵琶法師の物語に例えて「耳なし芳一状態」といっておりました（平家の怨霊の呪いの襲撃から身を守るために和尚が芳一の体中に般若心経を書いたが，耳に書くのを忘れたため耳が切り取られてしまったという話）．

∿ Noise 「飲み薬でなく，バシッと効くように注射をしてください」

　薬の強さ（効き方）には序列があるようです．筆者の知るところでは湿布薬，飲み薬，（貼付薬），坐薬，注射，点滴の順に強くなるのではないかと思います．貼付薬と湿布薬との相違の曖昧さにより，フェンタニルの貼付薬は痛いところに貼らなければならない，何枚貼ってもよいという考えを変えさせるのにどれだけ苦労したかわかりません．痛い場所に貼ることの弊害は，同じ場所だとしてもかぶれ（接触性皮膚炎）と吸収の低下くらいで済みますが，あちこちに散在する痛い場所すべてに貼るのは過量投与になって危険です．家族など同居人がいる場合はよいのですが，独居者では枚数も用量も控えざるを得ませんでした．

　ある方からお聞きした話によると，湿布薬の「接着成分」に関する技術は世界に誇るレベルで，それは祖父母の時代から使われていた肩こりなどに使用する湿布薬で培われた伝統技術から生まれた国宝級のものだそうです．

∿ Noise 「自分で入れた坐薬の方が早く効くから，自分で挿入するよ」

　患者さんから，家族や看護師に入れてもらう坐薬より自己挿入の坐薬の方が早く効くといわれたことはありませんか？

　「患者さんがシャイなので，そんなことをいうんだろう」と思うあなたは，まだ薬剤の吸収過程についての知識が不足かもしれません．自己挿入の時は，肛門からせいぜい指の中関節くらいの深さまでしか坐薬は入りません．その結果，薬剤は直腸粘膜の肛門側に近い静脈から吸収されて，腸骨静脈から下大静脈に入るので皮下・静注した時と同じ吸収経路になります．一方他の人が挿入する場合は，坐薬が排出されないように，深く（およそ 3 cm 以上）挿入する傾向があります．腹膜を越えた深い部位の粘膜は，腸管膜静脈支配ですから門脈へ入り，肝臓を経由してから下大静脈に入るので経口投与と同じ吸収になります．

　実際には坐薬が溶解して両者の吸収が混合するので，その力価も効果発現時間も経口投与と静脈投与の中間で 1 ～ 1/2 とされています．

　しかし出口ばかりでなく入り口の口腔でも同じことが起こっています．こちらは出口の坐薬よりはずっと厳密な考え方が必要です．舌下錠は舌下静脈を，バッカル錠剤は上歯槽静脈を介して吸収されています．これを飲んでしまうと消化管吸収と同じ経路を通りますから，肝臓で分解されて薬理効果はほぼ消失するはずです．

　皆さんがどのようにして口腔内溶解であることを確認しているのかとても気になります．

　薬剤の中心の芯の部分に青い色素顆粒などを練り込み，口腔内で溶解したらその場所に着色するような工夫はできないものでしょうか．

文献

1) 石木寛人. がん患者に対する鎮痛治療の原則. 緩和ケア. 2021；31：9-12.
2) 山室　誠. がん患者の痛みの治療. 2版. 中外医学社；1997.
3) 的場元弘. がん疼痛治療のレシピ. 2007年版. 春秋社；2006.
4) 山本七平. 「幸福」と「科学」の間─病床つれづれ草. 文藝春秋. 1992；70(1)：120-30.
5) 成田　年，他. オピオイド系研究の新しい展開. ペインクリニック. 2000；21：387.
6) 永井　拓，他. ドパミン神経伝達に関連する細胞内シグナル. 分子精神医学. 2018；18：29-35.
7) 山口重樹，他. ケミカルコーピングと偽依存の鑑別および対処法. 新薬と臨牀. 2020；69：878-88.
8) 日本緩和医療学会緩和医療ガイドライン作成委員会，編. がん疼痛の薬物療法に関するガイドライン 2010年版. 金原出版；2010.

オピオイド普及期

がん疼痛へのオピオイドの normalization と格差の拡大

　WHO 方式の普及により，オピオイドの使用ががん疼痛治療の主流となりました．MS コンチンの発売には躊躇した各製薬会社も，次々に新しい医療用麻薬の世界に参入して，販売合戦が繰り広げられるようになりました．

　こうして各製薬会社の研究会や PR 活動が充実するに伴って，一部の医者たちの中にはオピオイドについてきちんと勉強することなく，オピオイド薬の説明会やMR（medical representative）さんの話で聞いた程度の知識で種々のオピオイドを投与する横着者も現れるようになりました．すると，がん患者の痛みにはとりあえずオピオイドというパターン（pattern）化した対応も見受けられるようになりました．オピオイド投与の normalization という視点からはよい現象なのかもしれませんが，がん患者のすべての苦痛にオピオイドを投与すればよいという一網打尽方式の安易さを感じさせられる場合も少なくありません．その結果，せっかくのWHO 方式がん疼痛治療法による効果も『？？』と感じられる症例もみられるようになってきました．

　しかしその一方で，明らかにオピオイドの投与不足によるがん疼痛も相変わらず見受けられます．「2000 年までにがんの痛みからの解放」を目指して，1989 年に「WHO のがん疼痛治療の暫定指針」が出されてから 30 年以上経っているにもかかわらず，がん患者の痛みの状況は，地域によって，施設や医者によって千差万別で，格差の拡大がみられるようになったと思われます．

医師・施設によってがん疼痛治療の技量はバラバラ

　それを裏付けするかのように，2010 年，ある週刊誌に「『がん疼痛治療』は地域によってこんなにも違う～痛みに鈍感な医師達～」と題して，以下のような記事が

掲載されました.「やせ衰えた身体で隅にあるベッドの布団にくるまって,ガーゼを咥えて『痛いよー! 痛いよー!』とうめいているんです.記者が『なぜ看護師さんに痛みを訴えないの?』と尋ねると,看護師さんに訴えると『また痛いの?いい加減にしなさい』と責められるのだという」.

第I章冒頭で紹介した灰谷健次郎氏のエッセイには「激痛を堪えるため,手にしたタオルを噛み締め,噛み締め,ボロボロになるまで耐え抜いた」とありました.30年を経て違っていたのは,噛みしめられたのがタオルではなくガーゼだったということだけなのでしょうか?

各種のオピオイド製剤により,がん疼痛の治療法は簡便化しました.しかし,その週刊誌の記事によると看護師さんは「一番強い痛み止めのモルヒネも投与しているのに,何かというと『痛い!』と訴えるんですよ,これ以上何をすればいいの?」と記者に尋ねたそうです.

> ❗ **Notices**　立場の逆転

かつてがん患者さんに「頑張れ!」といって,「これ以上何を頑張ればいいんだ」と問い返された医療従事者は,今度は患者さんに「痛いんだよ! 何とかしてくれ」と訴えられて,「これ以上何を頑張れというの,何をすればいいの」と問い返すことになったというわけです.

---

1) よい薬も発売されたし,がん疼痛治療法は簡単になった

よい薬(オピオイド)を投与すれば痛みが煙のように消えると思われているような節があるのを感じます.それは間違いです.昔はペインクリニック(痛みの治療)専門医が神経ブロックなどの特殊技術を駆使して,ようやく得られた効果を,今は,オピオイド製剤のお陰で,どの診療科の医師でも,知識と手間と時間をかけさえすれば,得られるようになっただけです.

投与方法は簡単で,便利な器具も作られました.薬剤自体も格段に進歩しました.さらに麻薬投与への法律上・医療保険上の制限も,随分と改善されました.優れた除痛技術に匹敵あるいはそれ以上の効果をもたらすたった1粒のモルヒネ,たった1枚の貼付薬の「ありがたさ」を,あらためて感じてほしいと思います.

しかし,ただ漫然とオピオイドを投与して,効果がないからといって,オピオイドローテーション(opioid rotation)*などの新しい言葉に惑わされて新しいオピオ

イド薬を追いかけている若い医者たちの姿をみていると，いつの時代の年寄りも皆そうであるように，彼らは30年間の苦労の歴史から何も学んでいないように思えてしまいます．

＊オピオイドローテーション：同じオピオイドを使い続けると鎮痛効果が減弱してくることがあります．こんな時に種類の異なるオピオイドに替えると，同じ鎮痛力のオピオイドでも，再び鎮痛効果を回復または増強できる場合もあります．野球において，同じ力量であってもタイプの異なるサウスポー（southpaw）とか下手投げ（underhand throw）の投手に替えると抑えることができることがあるのと同じ現象です．ですから，オピオイピドローテーションは別名オピオイドスイッチング（opioid switching）ともいいます．オピオイドローテーションは学問的にも裏付けのある考え方です．しかし，少し穿った見方をすると，医療者が使用法に戸惑うほど多くの種類が発売されたオピオイドですが，単純にタイプの異なるオピオイドを使用すれば，（従来使用してきたオピオイドが効かなくとも）また違った鎮痛効果が得られるのではないかという安易な考え方に誘導させられた可能性も否定できないように感じています．モルヒネはがん疼痛治療の黄金律（golden standard）です．まずは目移りせずモルヒネを使いこなせるようになることが最重要事項，基本中の基本です．「モルヒネを知らずしてがん疼痛治療について語るなかれ」．

 Reference　オピオイドスイッチング

WHOがん疼痛ガイドライン2018版では，オピオイドスイッチングはエビデンスが不十分なので「推奨しない」ということになりました．しかし，その背景には各種のオピオイドを処方できる国の数が少ない，という事情と，さらにコストが高いなどの理由も考慮されていると述べています．そして，様々なオピオイドが処方可能な本邦では，「弱い推奨」となっています．

Notes　「オキシコンチンやフェンタニルは怖くないが，モルヒネは嫌です」

ある介護施設の看護師さんの話．それまで鎮痛薬としてオキシコンチンやフェンタニルを使用してきた患者さんを何人も看てきてくれたのに，呼吸困難感（呼吸苦）にモルヒネを使用することになった途端，「ほかの麻薬は『医療用麻薬』ですからよいの

ですが，モルヒネは駄目です．だって本当の麻薬ですから絶対に駄目です」．そういえば「ダメ．ゼッタイ．麻薬」（麻薬・覚せい剤乱用防止センター）のポスターが医療用麻薬を渡す薬局の窓口に貼られている病院もありました．

モルヒネといえなくて，「強〜い痛み止め」という言葉で患者・家族を煙に巻く医者もいました．新しいオピオイドは「モルヒネ」といわずに済むからいいという医療者もいました．

モルヒネは麻薬の基本ですが，悪いイメージの代名詞でもあります．それをきちんと説明できるくらいの知識と説明力が必要です（「Education is best learning」）．

ネット（internet）で何でも調べられる時代です．後でモルヒネと同じ種類の薬剤と露見するよりも最初の段階できちんと説明して納得してもらっておく方がずっと円滑にことが運ぶと思います．

♪♪ Noise　麻酔薬のエーテルと同じ道？

エーテル（ether）は全身麻酔の黄金律，エーテルを使いこなせるようになることが最重要事項，基本中の基本です．「エーテルを知らずして全身麻酔について語るなかれ」．モルヒネに対する評価と一言一句変わらない言葉を麻酔科入局時に聞きました．しかし現在，麻酔科を標榜する医者でもエーテルを使った経験もなければみたこともない人が大部分になりました．モルヒネもエーテルと同じ道をたどるのかもしれませんが，2021年現在はまだやっぱり「モルヒネが基本だ」といい続ける必要があると筆者は信じています．

2）リハビリは患者が努力，除痛は医者が努力

我々の世代があれほど苦労して，やっとモルヒネががん疼痛治療に用いられるようになったというのに，手間と時間を惜しんで，モルヒネを上手に使えないというただそれだけの理由で，がん患者の痛みからの解放はまた遅れるのでしょうか．がん患者を痛みから解放するには，オピオイドの正確な知識をもつことと，実際に投与する時に手間と時間を掛けること，だけでよいのです．

3）「最近のがん終末期の患者さんは静かになったのー」（悪気なき過剰投与）

一方で，悪気のない（知識不足による？）使い過ぎも目立つようになりました．ある会で，真実を告げない，苦痛だけのがん医療時代をご存知の先生方とご一緒

する機会がありました．最近，親しい方をがんで亡くされたそうですが，お見舞いに行かれた時の感想としてこんなことをいっておられました．「肩凝りの薬みたいなものを貼るとがんの痛みが消えるとかで，病棟が平和になったのう」．それに呼応して同じ年頃の老医師が「皆うつらうつらしとる．安らかにあの世に行けるようになったんじゃな」といわれました．

それを聞いていた少し若い緩和医療科の医者がいいました．「それってオピオイドの過量投与じゃないですか？ 傾眠は過量投与の前兆ですから，"うつらうつら"は医療者や家族など周りの人にはよくても，患者さん自身には辛い場合もあると思います．はっきりとした意識のもとで，きちんと話したり聞いたりできない状態なのですから．今後事前指示書やACP（advance care planning ＝人生会議）が普及していくと，一種のハラスメントになる危険性も出てくるかも知れませんよ」．

「一番強い痛み止めのモルヒネも投与しているのに，まだ痛いなんて」という非難の気持ちと，「うとうとしていて，病棟は平和になった」という安堵感は，見た目は対極にある現象ですが，どちらも決して望ましいことではありません．そして両者の根っこは同じです．

それを説明するために，面倒でも痛みのお勉強に入らせていただきます．

その前に痛みの治療の大原則ですが，これまでも，そして将来的にも，「すべての痛みに効く治療法もないし，ましてすべての痛みに効く薬などありゃしない」ということです．さらに「効かない痛み止めの薬剤は百害あって一利なし」ということをしっかりと頭に刻みこんでください．

4）日本語は痛みの表現には不向き

患者さんは『痛い！』の内容を的確に表現できません．そして医療者（第三者）は，自らの体験から苦痛を想像・推察するだけなのです．

患者さんの訴える『痛い！』と医療者の理解する「痛み」とは，多く場合乖離していると考えてください．

痛みは自らの体験からしか理解できないといわれますが，医療者が使用している痛みの性質や種類（例：絞扼痛，牽引痛，放射痛，灼熱痛，など）は，ほとんどすべてが英語などからの訳で，カルテや論文などに記載するための言葉です．そこで，使用している医療者自身がどんな痛みなのかを理解していない場合がほとんどです．

表現できない患者と理解できない医療者が痛みについて共有するのは至難の業なのです．

Reference　英語での痛みの表現の例

簡易型 McGill Pain Questionnaire（1991 年 Dr McCaffrey による）より 15 語を紹介しましょう.

throbbing	ズキンズキンする（拍動痛）
shooting	ビーンと痛みが走る
stabbing	刃物で刺すような
sharp	スパッと切るような
cramping	締め付けられるような
gnawing	噛みつかれるような
hot-burning	熱い，焼けるような
aching	疼くような
heavy	重苦しい
tender	触られると痛い
splitting	割れるような
tiring-exhausting	疲れる - 疲れ果てる
sicking	気分が悪くなる（酔うような）
fearful	おののくような
punishing-cruel	ごりごりする - むごたらしい

Reference　中国語での痛みの表現の例

脹痛　脹った感じで膨満感を伴う痛み．気滞でみられる

刺痛　錐で刺したような痛み．血瘀でみられる

酸痛　だるい痛み．虚証，湿証でみられる

重痛　重く感じられて痛む．湿証でみられる

冷痛　冷えを伴う痛み．寒証（実寒，虚寒）でみられる

灼痛　灼熱感を伴う痛み．熱証（実熱，虚熱）でみられる

絞痛　絞扼痛．疝痛．寒証，血瘀，結石でみられる

隠痛　がまんできる持続性の鈍痛．虚証でみられる

激痛　強烈な痛み

掣痛　ひっぱられるような痛み．肝の病証でみられる

空痛　疼痛部位に空虚感を伴うもの．気血精髄の不足でみられる

もちろん日本語でも「焼けるような」「叩かれるような」「刺されるような」など「〜のような」という表現もあります．また痛みの強度に関してはオノマトペ言葉が多いのですが，「ひりひり」「ピリピリ」「ビリビリ」というように，普通の発音，破裂音，そして濁音という順序で強くなっていくようです．しかし他者と共有できる感覚としての痛みの表現となると，他の国の言語とは大きな差があるのは，明らかな事実です．

5）「痛み」と「痛み刺激」は違う

ここでまた面倒なことをいうと聞き流されてしまいそうですが，「ちょっと待て！　もう一度考えよ！」．これも大事なことなんです．

「痛み刺激」と「痛み」とは違います．また患者さんの訴える『痛い！』とは，さらに違います（研究分野で扱う「疼痛」とはすべて痛み刺激に対する反応で，臨床的な痛みとは必ずしも一致しません）．

「痛み刺激」とは，わかりやすくいうと虐待や拷問の手段と同じ刺激で，外から新たに加えられる痛みです．これに対して我々が臨床的に出会う痛みは，自発痛といわれる，生体内で発生する痛みです．

最近は機能的 MRI による画像研究，脳内神経伝達物質研究などの臨床研究も行われるようになり，「痛み刺激」についてはかなりわかるようになりましたが，「痛み」に関しては主観的・自覚的症状が唯一の指標で，実験データは極めて少ないのが実情です．

一方で，その対極にある考え方もあります．「患者さんが『痛い！』といえば，痛み刺激であろうと痛みであろうと，それが痛みだ」．そこで教科書的には「『痛い！』は，痛み刺激や痛みによる反応およびそれと類似の反応に加えて QOL を阻害するすべての不快な感情的・心理的問題の混合状態の表現形」と定義されています．だからこそ日常会話では「苦痛」といいます．患者さんの訴える『痛い！』はすべて苦しみと分離できない痛み，「苦痛」なのです．

Noise　痛みを表現する仙台弁

東京で育った筆者が仙台に来てわからなかった言葉に「病む」と「いずい」がありました．仙台に来て 50 年以上になりますが，いまだに十分にはわかりません．「病む」が意味する痛みは，切った・刺したというスパッとした痛みではなく，歯の痛みや慢

性炎症のような『しくしく，じくじく』と表現される痛み．「いずい」はものが挟まったような痛み，居心地が悪い，収まりがよくない感じの不快感を伴う痛みのことをいうようです．

　地方の病院へお手伝いなどに行った時の外来診療では，地元の看護師さんの通訳が唯一の頼りでしたが，このような状況を知って東北大学の方言研究センターが，被災地の方言を冊子にまとめたそうです．冊子を作ったのはセンターの小林隆教授と，大学院生の坂喜（さかき）美佳さんら学生約 20 人．気仙沼市と名取市でそれぞれ 66 〜 72 歳の男女に協力してもらい，会話を記録し，録音を文字に起こし，CD 付きで計 384 ページの冊子「生活を伝える 被災地方言会話集」にしたという報道がありました．ただでさえわかりにくいといわれる痛みを比較的上手に表現する地元の言葉を理解して診療に役立てるためには，このような試みも重要だと思います．

6） 痛みの解剖生理学

　項目名を見ただけでスルー（through）されそうですが，これがわからないと痛みの治療はできません．

　包丁で指を切った状況を想像してください．（指の）末梢神経が組織障害（生体を傷つける）と認識して，これを電気信号に変換して脊髄に送ります．脊髄後角では変調・増幅などが行われ，脊髄を介して，より上位の脳に送ります．脳は痛みを認知すると，すぐに痛みを抑制する下行性刺激を脊髄に送るとともに言語中枢を刺激して「痛い！ 痛いよー」といわせます．

a）最初の反応

　けがをした部位（指先）で最初に起こるのは痛みの反応ですが，現場は頑張って

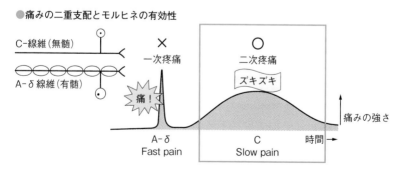

●痛みの二重支配とモルヒネの有効性

× 一次疼痛(A-δ線維)：生体防御反応としての痛み
○ 二次疼痛(C-線維)：痛み刺激による二次反応

いろいろ対応しています.

　機械的な刺激（切る・刺すなど），熱や化学的に組織を損傷する侵害刺激（火傷など）に関与する神経には2種類あります．1つがA-δ線維といわれる，有髄性で太く伝導速度が秒速20mと早い神経です．もう1つがC-線維といわれる，無髄で細く伝導速度が秒速1mの遅い神経の2つです．このように末梢での痛みの関知に2種類の神経を使い分ける仕組みを，痛みの二重性（二重支配）といいます．

　生体を損傷するような刺激を侵害刺激といいますが，侵害刺激が加えられるとすぐに鋭い痛みが走ります（A-δ線維由来の痛み）．その後に，うずくような痛みを認識します．これがC-線維経由の痛みです．

　鎮痛薬が「効く」のはC-線維の痛みです．A-δ線維で伝えられる痛みは，侵害刺激に対して身体に備わっている防御機構を動かすために素早く反応するので，この線維によって伝えられる痛みを速痛とかfast pain，あるいは一次痛といいます．後から遅れて細い線維によって伝えられる痛みは炎症性の鈍い痛みで，伝導速度は遅いのですが広範な生体防御機構，例えば血管の収縮だとか免疫反応の惹起など組織反応を作動させます．

　この2つの痛みは鎮痛方法も異なります．"痛み止め"と一言でいいますが，鎮痛薬で止められる痛みは一部です．一次痛（A-δ経由）は生体防御のためにある痛みですから，鎮痛薬なんぞで簡単に止められては危なくて生きてはいけません．オピオイドをいくら使用していても，熱いものに触れば「あちっ！」，包丁で切った時は「痛っ！」と叫んで，とっさに手を引っ込められるなど，生体を損傷するような痛み刺激を痛いと感じてくれる，生体防御機構を維持できるからこそ，安心してオピオイドを使えるのです．

　医療者もこの安心の恩恵を利用しています．オピオイドの過量投与で生じた意識の混濁や呼吸抑制時，医療者ならば誰でも無意識に大きな声で呼びかけ，反応が乏しければ患者さんの頬を叩いて（A-δ経由の痛み刺激＝侵害刺激を与えて）起こそうとします．もし麻酔薬で生じた意識消失や呼吸抑制ならば，叩いてもつねっても（身体に障害を与える痛み刺激＝侵害刺激を与えても）起きてはくれません．メスで切っても（A-δ経由の痛み刺激＝侵害刺激を与える）痛みを感じなくさせるのが麻酔だからです．

　もしオピオイドが麻酔薬と同じく，侵害刺激も感じなくさせるような薬理作用ならば，オピオイドを使用する医療従事者は過量投与に備えて麻酔科医と同じような知識と技術が必要になります．

b）末梢から中枢へ（皮膚から脊髄へ，そして脳へ）

　A-δ 線維，C- 線維，いずれを経由する痛みも，時間差はあっても，末梢神経から痛みの信号が脊髄の背側にある後角という部分に伝えられますが，この部位でもいろいろな変調機構が働きます．膠様質細胞で行われる gate-control（門扉開閉調節）といわれる変調です．

　触覚や筋肉の収縮状態などの情報を伝達する神経は痛みを伝える神経よりも太いA-α や A-β 線維ですが，これらの太い神経から後角に伝えられた入力は，痛みを伝達するより細い A-δ 線維と C- 線維から入ってきた痛みの信号を減衰させます．

　幼い頃，転んだりしてどこかを痛めると，母親から「痛いの，痛いの，飛んでけ！」となでられた記憶がある人も多いと思いますが，これは，日本ばかりでなくほかの国々でも見られる，極めて正しい痛みの治療法です．さするとか手を当てるという刺激は，痛みを伝える神経よりも太い神経を経由して脊髄後角に入ってきますから，それらによって痛みの信号が抑えられて減弱されるからです（segmental gate effect）．

　脊髄後角に入ってきた痛みの信号は脊髄を上行して，より中枢（頭の方）の視床に伝えられます．この経路を脊髄視床路といいます．

　ここで大事なことは，痛みと温度感覚は外側にある経路（外側脊髄視床路）を伝わるのですが，それと同時に内側にある情動や不快感を伝達するための通り道（内側脊髄視床路）にも信号を伝えるということです．

　言い換えると，動物という生き物は，辛いとか嫌だという感覚なしには痛みを認識できないように作られているということです．痛みと苦しさは 2 つの経路を通りますが，必ず同時に同一の感覚として脳に伝達・認識されるように作られています（「苦痛」とは，解剖生理学的にも，言い得て妙なりといえる言葉なのです）．

　「なぜ痛みは苦しいのか？」苦しいからこそ動物は痛みを避ける行動を習得することができるのです．自らの体が損傷される「苦痛」の感覚を覚えるということは動物が生きていく上での必須条件なのです．

c）中枢（脳）の働き

　中枢神経系には痛みを感じる系と痛みを抑える系の両方が存在します．

　1979 年にアメリカの Basbaum と Fields が下行性疼痛抑制系すなわち中枢神経系から脊髄後角に投射する 2 種類の線維が痛みを抑制するということを報告しました．その 1 つが延髄にある大縫線核（nucleus raphe magnus）を経由するセロトニン（serotonin = 5-HT〔5-hydroxytryptamine〕）作動性線維で，もう 1 つが橋

(pons) の青斑核 (locus coeruleus) にあるノルアドレナリン (noradrenaline = NA) 作動性線維です.

　セロトニン系の疼痛抑制機序は二重になっており，1つが2次ニューロンと1次ニューロン終末の抑制的セロトニン受容体に，もう1つが介在ニューロンの興奮性セロトニン受容体に作用します.

　一方ノルアドレナリン系は侵害受容ニューロンに作用するといわれています．これらのニューロンの伝達物質は両者の他にもギャバ (GABA = gamma-amino-butyric acid) やドパミンを介する下行性抑制経路もあるといわれています[1].

Reference　脳での痛みの認知

　視覚，聴覚などの五感と異なり，痛みを認識するための痛み中枢などという限定的な領域はありません．γナイフのように pin-point で脳の痛みの認識領域と考えられる部位を壊しても，痛覚はすぐに復活してきます．また刺激装置を埋め込む過程で刺激による除痛法が試みられましたが，刺激すると必ず除痛あるいは発痛されるような特定の部位はみつかりませんでした.

　したがって，脳の痛みの認知機構の遮断や脳の電気刺激などでの下行性抑制機能の亢進などによる鎮痛は不可能なことがわかりました.

　一方で痛みの認識には情緒的な要素が大きく関与しています．戦争で負傷した兵士の訴える痛みの状況の観察によると，けがの程度と痛みの強さ（モルヒネの必要量）の関係が調べられ，両者が必ずしも相関しないことがわかりました．その他，けがの後のストレスや情動によって痛みが抑制されることもわかってきました.

　様々なストレスは，下垂体から ACTH と β-エンドルフィン (endorphine) を放出するので，ストレスがある時は痛みを感じないどころか苦痛を通り越してある種の多幸感，気分の高揚を感じることすらあるそうです（ストレス鎮痛 = stress-induced-analgesia：SIA）．ランナーズハイ (runners high) もその1つです[2].

　したがって，痛みの認識とは，
①あらゆる領域が何らかの関連性をもっている（痛みの認知は総動員体制）
②代役や補欠をたくさんもっている（昔の読売ジャイアンツ体制）
ということです.

d) 最後が痛みの表出

　我々は痛みを認知したことを言葉・行動・顔貌などで表現します．逆にいうと，

医療者は患者さんが『痛い！』ことを，患者さんが表現したものでしか理解できない，ということになります．

　だからこそ，痛みの治療の絶対必要条件は，①痛みを認識できる清明な意識状態と②意思表出能力の保持の2点だと考えています．うとうとした状態，傾眠の患者さんから，医療者が痛みの状況を正確に判断することは不可能です．

　しかも，痛みのお勉強の最初に述べたように，日本語は痛みを共有するには極めて不向きな言語で，「〜のような痛み」で表現された患者さんの痛みの説明から，医療者は自分の体験した数少ない苦痛に照らし合わせて推測していくしかないので，患者さんの意識状態と意思表出能力，医療者の想像力が重要になります．

痛みの診断─この痛みに鎮痛薬は効くのか？ とりあえずのオピオイド使用は正しいのか？

　長年がん患者の痛みの治療に携わってきた医者として，最近の若い医療者の方々をみると，我々が暗中模索を繰り返しながらモルヒネを使っていた時代とは格段の差があります．それには「PEACE プロジェクト（project）」の成果が大きいと考えています．このプロジェクトの中でかなりの時間がオピオイドの使用に関して割かれています（筆者も研修を受ける側として2日間きちんと参加させていただきました）．

Reference　PEACE プロジェクト

　PEACE プロジェクトについて，日本緩和医療学会 HP[3] より引用させていただきます（一部改変）．

＊　　＊　　＊

　厚生労働省は，がん対策基本法に基づくがん対策推進基本計画（2007〔平成19〕年6月15日閣議決定）において，「すべてのがん診療に携わる医師が研修等により，緩和ケアについての基本的な知識を習得する」ことを目標としています．これを受けて，がん診療に携わるすべての医師が，緩和ケアについての基本的な知識を習得し，がん治療の初期段階から緩和ケアが提供されることを目的に，これら医師に対する緩和ケアの基本的な知識等を習得するための研修会を行うように，各都道府県に厚生労働省健康局長通知「がん診療に携わる医師に対する緩和ケア研修会の開催指針」（2008〔平成20〕年4月1日付け健発第0401016号）が出されました．

　一方，日本緩和医療学会は，米国で開発された「オンコロジスト（oncologist）に対する緩和ケアの教育プログラム」(Education in Palliative and End-of-life

Care-Oncology ＝ EPEC-O) を 2005 年から導入し，そのためのトレーナーズワークショップ(trainers work-shop)を実施しておりました．この 3 年あまりの経験から，EPEC-O プログラムは，米国で開発されたという背景があり，我が国のがん医療と緩和ケアの実情にそぐわないなどいくつかの問題点が明らかとなったため，我が国独自のプログラム開発が求められました．そこで，日本緩和医療学会では，教育研修委員会を中心に厚生労働省科学研究費補助金がん臨床研究事業木澤班および日本サイコオンコロジー（psycho-oncology）学会の協力を得ながら，新たに「症状の評価とマネジメント（management）を中心とした緩和ケアのための医師の継続教育プログラム」，PEACE（Palliative care Emphasis program on symptom management and Assessment for Continuous medical Education）を開発したのです．

　日本緩和医療学会は，「緩和ケアおよび精神腫瘍学の基本教育に関する指導者研修会」と「がん診療に携わる医師に対する緩和ケア研修会」を組み込んだ教育プログラムを作成し，これらを「日本緩和医療学会 PEACE プロジェクト」として実施することとなりました．

　本章の冒頭に挙げた週刊誌の記事や「がん患者さんが静かになった」という話は2010（平成 22）年頃のことですから，まだ PEACE プロジェクトを受講された医療者も少なかったと思われます．

　今はより多くの方が受講されているはずですから，以前より改善されていると思いますが，どんな地域の，どんな医者でも適切に行えるがん疼痛治療の域に達するまでは，まだ時間がかるように思われます．

　そこで，長年がん患者の痛み（≠がん疼痛）に携わってきた医者として「自分が診ているこのがん患者さんの痛みにとりあえずオピオイドを使用することが正しいのかどうか」という判断の間違いを最少限にとどめる方法について，お伝えできるのではないかと考えて，この項を記述します．

1）がん患者の痛み≠がん疼痛

　「がん」という診断が下された患者さんの痛みがすべてがんに起因する痛み（がん疼痛）ではありません．がんを患っている患者さんが「がん」とは全く無関係な病態による痛み*（がん患者の痛み）に苦しむことはいくらでもあります[4]．しかし，多くのがん患者さんに，担がん状態というだけでがん疼痛という診断のもとに不適切にオピオイドが投与されているのを目の当たりにしてきましたし，今もなお見ています．

筆者はさらに，がん患者の痛みとがん患者の訴える痛み[5] とは異なると考えています．しかしここまで追求するとどうしても全人格痛（total pain）に触れざるを得なくなり，本書の意図を超えるので，ここでは身体的な痛み（physical pain）について「がん患者の痛み≠がん疼痛」と述べるにとどめておきます．

*不（活）動に起因する，あるいは加齢に伴う筋・筋膜・関節由来する疼痛，免疫力低下による帯状疱疹・帯状疱疹後疼痛，各種炎症性・化膿性疾患，動脈の硬化に由来する神経痛や血管性頭痛や下肢痛，その他胆石や尿管結石など，が多く見られます．がん疼痛を見分ける上で最も重要なことは「この患者さんががん患者でなかったら」という視点から痛みを診る習慣を身に着けることだと考えます．

2）鎮痛薬以外の薬が著効を示す痛みも多い

患者さんの訴えは「痛い！」でも，鎮痛薬以外の薬が著効を示す疾患もあります．

Reference　鎮痛薬以外の薬が著効を示す疾患

特発性三叉神経痛	カルバマゼピン（抗痙攣薬）
血管性頭痛	エルゴタミン（ergotamine）
筋収縮性頭痛	静穏（中枢性）筋弛緩薬
狭心症	ニトログリセリン（冠血管拡張薬）
胃潰瘍	H_2 blocker
腹痛	ブスコパン（鎮痙薬）
四肢血行障害	プロスタグランジン（血管拡張薬）
細菌性炎症	抗生物質（antibiotics）
筋・筋膜性腰痛症	コルセット，トリガーポイント（trigger point）注射
便秘	排便（浣腸）　など

Reference　痛みの問診で尋ねること（診療情報としても必要な事項）[2]

・痛くても夜眠れるかどうか（夜間不眠）
・痛くて何に困っているか（QOL をどのように下げているか）*
・痛みは四六時中痛いか，楽な時間はあるか（持続痛か間歇痛か）
・痛みは強弱があるか，ずーっと同じ強さか（日内変動はあるか）

- 痛みはどうするとひどくなるか，緩解するか（増悪・緩解因子）
- じっとしている時も痛いか（安静時痛）
- 動く時に痛いか（体動時痛）
- 痛み止めは何をもらっているか，ちゃんと使用しているか（服薬コンプライアンス）
- 痛み止めは効くのか，効かないのか（本人の率直な感じ）
- 痛み止めの作用が短いのか，強さが不足なのか（効かない理由）
- 痛み止めの副作用が出ているか（そのために敬遠している可能性）
- 痛み以外に何か気になっていることがあるのか（増強因子の存在）

> *高齢者に「痛いかどうか」を尋ねてもきちんと答えられないことも多い．むしろ「〜に困っていないか」「〜をしたいか」という問い掛けから始め，「その原因・障害は痛みではないですか？」という誘導の方が答えが得られやすいそうです（聖路加病院看護部 榊原直喜先生による）．

 Notes 「福島の酒」の風評被害からの復興

　「福島の酒は放射能の心配はありません（全製品の放射能測定をして安全値をクリア= clear しています．東日本大震災から復興しました．皆さん，安心して飲んでください」

　こんな PR での販売促進では駄目だ．

　「おい，この酒うまいな！　どこの酒だ？」

　「福島のいわき市の地酒だそうだ」

　「こんなうまい酒が造れるならば福島も復興したんだな，これからは福島の酒を飲むべ！」

　こういう風にならなければ福島の酒は売れないのだ．

　（東日本大震災 10 年の TV 番組：福島県いわき市の酒屋の復興の記録から）

　これを見て，すぐ思い出したのが前述の聖路加病院 榊原直喜先生の「高齢者への痛みの聞き方」でした．「直球」だけでは駄目なんだ．

---

a）がん疼痛に対するオピオイドの有効性の有無の鑑別上，最も基本的（初歩的）な事項

　新たに加えられる痛み刺激に伴う痛みには，鎮痛薬の効果はないか，あっても極めて少ないです*．

　脊椎転移も，腫瘍による骨膜の刺激ならばオピオイドは有効ですが，立位や座位などの体重負荷や寝返りによって起こる痛みとなると無効です（鎮痛治療の第 1 選

択は放射線療法）．同じように体位変換時の骨折部位の移動，排便時の肛門部痛，露出腫瘍部の処置時の痛みなどは A-δ 線維経由の痛みですから，たとえ最強の鎮痛薬のオピオイドでも十分に鎮痛されないと考えて対応すべきです．

*看護師さんや研修医から「でも，実際に体動時痛のある患者さんに事前にオピオイドを使用すると『多少は楽になった』というし，痛みを伴う処置（体位交換など）の前にオピオイドを使用すると『だいぶ楽だ』といいますよ！ 自分も抜歯の前に NSAIDs の痛み止めを多めに飲んだら，いつもより楽だったですよ」という抗議を聞くこともあります．それは，痛みの主役の A-δ 線維経由の痛みには効果がなくとも，その後に来る C-線維経由の二次痛にはオピオイドが有効だったからだと思います．その分，多少軽減されたように感じるのではないでしょうか．おそらく実際の状況は，「痛て〜」とか「痛たた！」といって我慢しながら，「フー」と溜息をつくという状態が繰り返されていると思われます．「痛て！」の痛みは同じでも，「フー」の時の痛みは多少なりとも軽減されているはずです．オピオイドの場合は，使用量が多ければ，鎮静作用も多少は影響しているとも考えられます．

このように典型的な痛みの場合は，ある程度の痛みの知識があれば判別可能です．

b）最も確実な見分け方

誰にでもわかる薬剤の効果判定方法は，実際にモルヒネを投与して，その効果を（「痛い！」と訴えている）患者さん自身に確認することです．これを薬剤負荷試験（drug challenge test ＝ DCT）といいますが，このモルヒネ版（morphine version ＝ morphine challenge test）です．

正式な DCT には，効果が確実で（投与量がすべて血管内に入る）発現が早い静注法が用いられるのですが，1990 年代には内服によるモルヒネの鎮痛効果の確認（morphine challenge test）が行われていました．

MS コンチン，オキシコンチンなどの長時間作用性のオピオイドの薬剤添付書には，言葉は不正確かもしれませんが，短時間作用性の（徐放薬ではない普通の）モルヒネ（当時は錠剤と水溶液）を使用して，その有効性と至適使用量を決定した後に，長時間作用性（徐放性）のオピオイドに切り替えると書いてありました（「お試し・効果確認投与」）．

しかし現在は，短時間作用性のオピオイドでのチェックはほぼ行われていないと思われます．

Notes フェンタニルよ，お前もか！

　現在は，最後の砦だったフェンタニル貼付薬でさえ，フェントステープ（フェンタニルクエン酸塩の貼付薬）0.5 mg のがん疼痛適応について，従来より低用量であるということを理由にオピオイド未使用患者（オピオイドを初めて使用する，opioid native 患者）にも使えるようになりました．同剤はこれまでがん疼痛に対して，他のオピオイドから切り替えて使用することになっていました（オピオイドの「お試し・効果確認投与」済みの患者への使用）．

　前章でも述べましたが，フェンタニル貼付薬は経口徐放薬より効果発現が遅く，効果持続時間が長いオピオイドです．そこで使用にあたっては，2 日間は貼付量を増量しないことと，口腔粘膜吸収薬を疼痛時頓用で使用しないことを推奨しています．この条件はとりもなおさずオピオイドの血中濃度の上昇などによる有害事象を防ぐためにあると考えられます．特にオピオイド非有効性疼痛患者への貼付に伴う血中濃度の上昇により眠気などの過量投与事象が発生しやすくなるばかりでなく，オピオイド未使用患者ではほぼ必発の吐き気・嘔吐などの副作用も長時間に及ぶ可能性もあります．

　したがって，この方法を用いるには，オピオイド投与法に習熟した医療者により，副作用予防あるいは対症療法用薬剤の準備など細やかな対応法が求められます．特に，患者さんや家族が何か困ったり，不安な場合には，いつでも連絡し相談できるような体制なしには難しい使用法で，WHO のがん疼痛ガイドラインのいう「痒い所に手が届くような配慮（with attention to detail）」の実施試験のような処方だと考えます．

　! **Notices** オピオイド版薬剤負荷試験（opioid version DCT）の重要性の再確認

　Opioid version DCT は，がん患者の痛みがオピオイドの効く痛み（オピオイド有効性疼痛）なのか，効きにくい痛みなのか，効かない痛み（オピオイド非有効性疼痛）なのかを決めるのに最も確実な方法ですし，まさにどんな地域の，何科の医者でも，医療従事者ならば誰でも判定できる手技です．これほど確実な方法がなぜ衰退したのでしょうか．1 つにはがん患者の痛みへのオピオイド投与に対する医療者の上皿天秤思考法の変化だろうと考えられます．しかし，オピオイド投与の恩恵に釣り合わせる相手方のお皿に載るものが時代ともに変ってきたのです．

　はじめは呼吸抑制やいわゆる麻薬使用に対する誤解や漠然とした不安が載せられていたので，載せる人の心を反映するかのように，オピオイド投与により天秤は大きく揺れ，針先が至適位置にぴたりと止まるまで，時間が掛かっても，少量ずつ載せていくように慎重に調節していきました．それが初期の頃の短時間作用性のモルヒネの事

前使用（「お試し・効果確認投与」）の実態だと思います．

　しかしながら，医療用麻薬の規制緩和，オピオイドに関する医療者の知識向上，オピオイド薬剤の改良（種類の増加，低用量の薬剤），製薬会社のPRにより，よくいえば「普及」，厳しくいうなら「使用慣れ（パターン化）」による杜撰さもみられるようになりました．

　多くの医療者は，とりあえず投与したオピオイドでがん疼痛の多くは鎮痛されているように見えるし，モルヒネの有効性を厳密に診断してからオピオイドを投与することによる煩雑さや，かなり後になって起こるかもしれないオピオイド鎮痛の困難性やchemical coping などの弊害を天秤にかけて，初回からオピオイド未使用の患者さんにもとりあえずオピオイドを投与する方法を選んだのです．しかも，それが作用発現が遅く，長時間持続するオピオイド製剤の使用にまで及びました．

　痛みの診断に確信がもてない時には，少なくともオピオイド未使用の患者さんには，基本に戻りモルヒネの事前使用（「お試し・効果確認投与」）を行うべきだと考えます．

　WHOがん疼痛ガイドライン2018版では「段階的投与の項目」は消えましたが，依然として教育的価値の意義（オピオイド使用に不慣れな初心者への有用性）を認めています．仮に医療者側がオピオイド使用に多少慣れてきたとしても，オピオイド未使用（opioid native）の患者さんは「麻薬の初心者」ですから，医療者が麻薬を初めて投与する時と同じように，患者さんの気持ちは揺れています．そこで一気に事を進めると天秤の針の揺れ戻しも大きくなり，揺れが収まるのに時間が掛かりますから，慎重にいく必要があります．

 Notes　「お試し・効果確認投与」が緩慢とは限らない
（緊急時の morphine version DCT）

　痛みが増強した時に患者さんが望むのは緩やかな和痛ではなく，速やかな除痛です．緊急での除痛が必要な時は注射が一番です．

　筆者が昔行っていた方法は次のとおりで，モルヒネの鎮痛効果と至適量の同時判定が可能です．モルヒネ100 mg/100 cc 生理的食塩水（1 mg/mL）を，5 mL/分の速度で点滴静注開始し，痛みが止まった時点で患者さんに点滴のクランプ（clamp）を閉めてもらいます．あるいは医療者がモルヒネ2.0～2.5 mg/回の皮下・筋注を10～15分ごとに繰り返して鎮痛が得られたところで中止します．効果時間を参考に，注入されたモルヒネ総量の3～3.5倍量を全身投与のモルヒネ量とします．鎮痛される前に眠気がきたらモルヒネが効かない痛みと判定します．

3）痛みの治療における疼痛時頓用薬（頓服）という概念の再構築

a）WHO のがん疼痛対策は，痛みの治療における鎮痛薬頓用の概念の改革？

WHO の「がんの痛みからの解放」では，1986 年の第 1 版にも，1996 年の第 2 版にも「オピオイドの疼痛時頓用使用」という概念はありませんでした．従来の鎮痛薬による疼痛治療は，「痛み止めは痛い時にのみに使用する」という強い固定概念の上に立脚しており，WHO ががん疼痛救済のために挑戦したのは，まさにこの「固定概念」だったと考えられます．

炎症や外傷などによって起こる痛みを対象としてきた鎮痛薬による治療は，人間がもつ自然治癒力を前提にして組み立てられています．安静などに加えて鎮痛薬を投与し，痛みが消失している間に，自然治癒力が働いて炎症や外傷が治癒していくのを待つ，というのが医療の基本姿勢だったのです．自然治癒していく経過中に，痛みを我慢できない場合にのみ鎮痛薬の力も借りますが，あくまでも一時しのぎで，痛みの原因そのものは自らに与えられた自然治癒力によって治るのです．我慢強く，痛みに耐えられる人は鎮痛薬の力を借りなくても，回復する期間をやり過ごすことができます．それは人間以外の動物を見れば一目瞭然です．

これらの根性論に近い信仰的な概念に沿って，"痛みに強い人"を立派な人，我慢強い人と称賛し，お手本にするように教えられてきました（日本では，おそらく，武家社会の名残もあって痛みにも弱音を吐かない強い男の子，お産の痛みで騒がない女性を育てる教育的側面もあったと思います）．

そこから「痛み止めの薬」などは使わない方がよい，使っても少ない方がよいという考え方が浸透し，挙句の果てには（薬を買うことができない貧しさも後押しして）「痛み止めは傷の治癒を遅らせるなど体に悪い」などという珍説・悪説が定着したというのが，筆者の推察です．

科学よりは信仰に近い概念ですが，これががんの疼痛にも応用されてきました．しかし，頼みの綱の自然治癒力による回復が期待できないどころか，時の経過とともに，より強力な痛みの源となって痛みを増強させていくのが「がん疼痛」なのです．

WHO のがん疼痛救済プログラムの協議会は，議論を重ねて，「痛みは自然治癒力によって和らいでいくのだから，痛い時にのみ（不定期・間歇的な頓用で）鎮痛薬を使用する」という従来の鎮痛薬治療の概念を覆して，常に鎮痛薬の効果を維持する（鎮痛薬の血中濃度を鎮痛有効状態に保つ）ことによってのみ，がん疼痛治療

が可能になるという結論に達したのです.

　そこで, WHOのがん疼痛救済プログラムの協議会は, 定時にオピオイドを服用している間に起こる痛みは定時投与薬の切れ目, あるいは投与量不足によって生じる痛みの強弱の波をカバーできない時に発生するという見解を前面に押し出し, あえて疼痛時頓用の概念を持ち込まないようにしたのだろうと推察しています.

 Reference 　「頓服（頓用）」について[6]

▶頓服の意味について

　薬を「1日に1回」とか「毎食後」のように決められた時に飲むのではなく, 症状が出て必要になった時に飲むことを頓用といい,「頓服薬」とはそのようにして飲む薬のことです.

▶頓服についての誤解

①頓服＝痛み止め（鎮痛薬）という誤解（34.1%）や, 解熱薬（熱冷まし）のことだという誤解（33.4%）が多いようです. 風邪に処方される機会が多いので,「頓服」として処方された薬を, その時自分に出現している症状（痛み, 熱, 咳など）に効く薬だと思い込んでしまうことによる誤解です.

②包装紙にくるんだ薬であるという誤解もあります（16.2%）. これは処方された薬の形状によるもので, 他に, 粉薬だとか, 坐薬だとか様々な誤解があります.

③症状が出たら何度でも飲んでよい薬という誤解（7.3%）. これは症状が出たら飲むようにいわれた言葉を受けて, 効き目がみられないからと何度も飲んでしまうことによる誤解だと考えられます.

▶言葉遣いのポイント

　「頓服」は, 認知率は比較的高い（82.6%）が, 理解率はかなり低く（46.9%）, 見聞きはするけれど意味のわからない人の多い言葉です.「頓」は義務教育では習わないこともあり, 一般にはなじみの薄い漢字です. このため,「トンプク」と聞いても漢字が思い浮かばず,「頓服」という字面をみても意味がわからないのだと考えられます. この言葉を使う時は意味を言い添えたり書き添えたりするようにしたいものです[6].

▶患者さん・家族に理解してもらうことの重要性

　頓用については, 患者さんの主訴を軽減させる目的で, 症状が出た時や激しい時に必要に応じて使用する用法として, あくまでも速効性のある薬剤によって一時的に抑える対症療法というのが, 一般的な考え方です. したがって, 患者さんも家族も, 所詮は対症療法なので鎮痛されるための最小量がよい, 使用回数は少ないほどよい, その一方で逆に痛ければ使用間隔を空けずに次々に使用してもよい薬と考えがちで, 医

療者が考える服用法とのギャップは非常に大きいものがあります.

　がん疼痛治療では，痛みを持続的に抑えられるように処方された至適量のオピオイドを定時に使用していても，お天気の変化や体調などによって痛みの強弱があります.そんな時は頓服として処方された薬を使用して，一時的に強くなった痛みに対応すると多くの場合は治まります（治まらない場合は薬の量を変えたり，種類を変える必要があるかもしれません）.

　このような鎮痛薬の使用方法とその意義を患者さん・家族に理解してもらうことが大事なので，自らも痛みの治療のチームメンバー（team-member）の一員として参加する意識をもってもらえるようなていねいな説明が必要です.

b) オピオイドの疼痛時頓用の教科書記載の元祖は筆者かも

　欧米では 1980 年代後半には頓用薬としてのオピオイドが使用されていたようですが，本邦でその準備と投与量について教科書に初めて記載したのは，多分筆者だと思われます.後に出版された疼痛時頓用の記載を読んでも，はっきりした科学的根拠はないとか，習慣的にとか書かれているからです.「それはそうでしょう」と断言できるのは，その理由を知っている張本人の筆者ならではの特権だと思います.

　当時のお上の規制ではモルヒネ水溶液を 4 時間おきに 1 日 6 回服用で 3 日分までと決められており，それ以上の余分なモルヒネの処方は不可能でした.そこでボルタレンの坐薬で対応できない痛みには，すでに処方されていた手持ちの 1 回服用分のオピオイドを前倒しで使用してもらいました.

　その結果，疼痛時頓用薬は，経口投与では定時投与量の 1 回分，すなわち 1 日量の 1/6 の服用になりました.

　ついでにいいますと，非経口投与の 1/24 というのは使用していたある会社のポンプの早送りの設定が 1 時間量になっていたからです.これが頓用薬は経口では1/6，皮下静脈投与では 1/24 と記載した理由です.

　ここまででおわかりのように，投与量の設定は薬理的な理由ではなく，制度・社会的理由から決められてしまったのです.だから，後でいくら調べてもはっきりとした科学的根拠はないとか習慣的だとかいわれるのは当然なのです.

　それを裏付けるように 2003 年に的場元弘先生は『がん疼痛のレシピ』（春秋社，2006）の中で，5mg/ 包のモルヒネ水溶液オプソ発売に伴って，経口投与でのオピオイド頓用は定時投与量の 1/6 が目安であるが，1/6 量で計算すると 3mg になる場合に 5mg を投与したり，8mg 必要時に 10mg 投与するなど，5mg 単位で簡便化し

ても支障はないと記載しています.

　いずれにせよ,オピオイドの疼痛時頓用を教科書に掲載したのは筆者が1997年に出した『がん患者の痛みの治療』第2版[4]が最初だと思いますから,その裏付けにはエビデンスなどがあろうはずがありません.

c) オピオイドの疼痛時頓用の意義の変遷（数より質へ）

　オピオイドの疼痛時頓用の当初の意義は,オピオイドの定時投与量が至適であるか否かを決める指標でした.

　オピオイドの定時投与は徐放薬を使用することになっていましたから,患者さんの訴える痛みがオピオイド有効性であるか否かについては,徐放薬使用前に非徐放性のモルヒネで確認（「お試し・効果確認投与」）済でした.したがって頓用のオピオイドの役割は「至適投与量」を決めることだけでしたから,頓用薬の使用回数が重要になりました.

　しかし,前述のごとく諸般の事情で通常のモルヒネによる「お試し・効果確認投与」なしに,徐放性の強オピオイドが,オピオイド鎮痛薬未使用（opioid native）の患者さんにも使用されるようになりました.そこで,オピオイドの頓用には「患者さんの痛みがオピオイド有効性の痛みであることの確認」という新たな役割が加えられるようになりました.そして,オピオイドの疼痛時頓用は「レスキュー」,投与されるオピオイド薬は「レスキュー薬」と呼ばれるようになったのです.その理由は,薬剤投与によって患者さんの痛みが取れて,「ほっとした」という実感がもてたかどうか,すなわち痛みからの救出・救助になっているかどうかが重要事項として最優先されることになったからです.ちなみにこの「レスキュー」は,消防や警察のレスキュー隊（救助隊）のレスキュー（rescue）と同じ意味です.

　これまでの,痛い時に漫然と業務的に臨時投与される薬から"痛みからの救出のための薬"へと大きく変わったのです.疼痛時頓用薬を渡す（PCA-systemではボタンを押す）たびに「opioid version DCT」を行い,頓用したオピオイドが有効かどうかを確認する（オピオイド有効性の痛みであることの確認を含む）ことと引き換えに*,オピオイド開始時のモルヒネの「お試し・効果確認投与」を免除されたのです.

　なぜなら,臨時で訴えられる痛みも一様ではなく,従来の短時間作用性のモルヒネでは対応困難な（レスキューされない）突出痛（breakthrough pain）の概念も生まれ,訴えられた痛みの性状に応じて,より細やかなオピオイドの使用が要求されるようになったからです.時にはがんの伸展や不自然な体位の持続,激しいせき

込み・嘔吐などによって，いわゆる"ぎっくり腰"のような新しい機序での痛みが出現した可能性もありますが，オピオイドの頓用で痛みからレスキューされれば患者さんの痛みはオピオイド有効性の痛みで，投与した量が1/6であれ1/10であれ，それで，モルヒネの「お試し・効果確認投与」の役割に関してはOKだということです．頓用の使用回数よりも頓用薬の1回ごとの鎮痛効果（痛みからの救出かどうか）を確認すること，<u>数より質へと変わり</u>，名称も「レスキュー」となりました．

*引き換えに差し出したopioid version DCTを行うという生贄を忘れて免除された「お試し・効果確認投与」省略の利得だけを利用しているように思います．

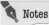 **Notes**　「疼痛時頓用薬＝レスキュー薬」と考えているあなたは変わらなければならない

もしそう考えているとしたら，あなたには，徐放薬や貼付薬をオピオイド未使用患者にいきなり使用する資格はありません．昔のように普通のモルヒネによるモルヒネ版薬剤負荷試験（morphine version DCT＝「お試し・効果確認投与」）により，オピオイドが有効な痛みかどうかを確かめて，鎮痛至適量を決めてから徐放薬や貼付薬に切り替えてください．

もし疼痛時頓用薬の使用回数が増えたら，型通りに定時投与量を増やしたりする前に，専門家に相談してください．

患者さんは，従来の痛みが病勢によって強くなったのではなく，新しくオピオイドの効かない痛みが発現している可能性もあります．オピオイド非有効性の痛みにオピオイドを増量して投与していくと，患者さんは鎮痛されないだけでなく，依存性やせん妄の発生などのオピオイド不適切使用による有害事象を発症させる危険があるからです．

<u>緩和医療の早期開始，さらにはがん治療の進歩により生存期間が飛躍的に延びるに伴って，オピオイドの使用期間も著しく長期化した現在</u>，オピオイドの鎮痛効果が曖昧な痛みへの漫然とした投与は，オピオイドの不適正使用以外の何物でもないと考えます．その防止策として有効なのは，疼痛時頓用薬をただの頓服からオピオイド版薬剤負荷試験（opioid version DCT）へと立ち位置を変化させることだと考えています．

繰り返します．疼痛時頓用とレスキューは違います．レスキューを使用中のオピオイド版薬剤負荷試験（opioid version DCT）と位置付け，その都度レスキュー薬（痛みからの救済薬）になっていることを確認することこそ，オピオイド適正使用の第一歩です．

4）"レスキュー薬"の効果確認は診断も兼ねる医療行為

　患者さんに「痛い！」といわれて投与した臨時投与のオピオイド鎮痛薬の効果が痛みのレスキューになっているかどうかの判定は，投与しているオピオイドの有効性と至適投与量を査定する極めて大切な医療行為です．

　「痛い時，渡すその1包がDCT（drug challenge test）」．これは単なる標語ですが，ある病院の院内誌でこんな短歌をみつけました．

　「**どのように痛きか**を説明する言葉　聞かずして数字のみ問う」．

　きっとまじめな看護師さんは「最高の痛みを10とすると，レスキュー薬を使う前はいくつで，使用後の今はどのくらいなの？　どのくらい下がったか教えて*」などと熱心に聞くのでしょうね．

　しかしVAS（visual analog scale）とかNRS（numerical rating scale）はあくまでも医療者が時系列でみる時に有用だから尋ねているにすぎず，大事なことは痛みの状況や増強因子や軽快因子など，まさに「どのように痛きか」を説明する患者さんの言葉なのです．「少し楽になった」はリップサービス（lip service）ですし，度重なる「眠くなってきた，ボーッとしてきた」は過量投与あるいはオピオイド非有効性疼痛への投与による依存への前兆かもしれません．少なくとも痛みの治療としての"レスキュー"にはなってはいないと考えるべきです．

　　　　*同じような状況で，ある作家が「『最高を，10とすると，今いくつ』は，（俳
　　　　句や川柳と同じく）見事に『五 - 七 - 五』になっている」とコラムに書い
　　　　ていました．

5）超短時間型オピオイド（ROO: rapid onset opioid）の発売を促した突出痛

　痛みの治療領域では，急に起こる痛みに対して突発痛とか発作痛という言葉を使用することはあっても，「突出痛」は20年程前から，がん疼痛治療の場で急に使われるようになった言葉です．痛みの性質を表現する言葉として，「持続性疼痛に対して，その増悪を含めて急性（一時的）の強い痛み」を「突発痛」あるいは「発作痛」などといいます．これはがん疼痛に限らず三叉神経痛や椎間板ヘルニアでの初動時の痛み（starting pain）などに対しても用いられます．

　これに対して，まだ厳密な定義はありませんが，オピオイド使用中の患者で定時投与のオピオイドで主たる痛みがコントロール（control）されている状態で，突然に発症する持続時間の短い強い痛みを「突出痛（breakthrough pain）」といい，

オピオイドが有効な痛みです．進行がん患者の約60%が経験するといわれています．痛みの発生から最高潮に達するまでの時間は3分程度と短く，平均持続時間は15〜30分で，90%は1時間以内に終息するといわれています．痛みの発症部位は約80%が持続痛と同じ場所であり，持続痛の一過性増悪と考えられています[7]．

 Notes　　薬を届けた時には「もう痛くないよ」

　病院ではいまだに疼痛時頓用の薬剤が看護師さん預かりになっている場合が多いので，看護師さんのこんな体験や報告から突出痛の存在に気付くことが多いようです．「Yさんがすごく痛いって緊急ナースコール（nurse call）があって，薬を届けたら，『もう治ったからいらない』といわれたんです．この数日間にそんなことが2，3回ありました．おちょくられている（「からかわれている」という意味の東北の方言）のかしら」．

　従来，疼痛時頓用として使用されていた経口投与の短時間性オピオイド（SAO：short acting opioids，徐放性ではないという意味）は，効果発現までの時間は20〜30分，鎮痛効果持続時間が2〜4時間といわれています．したがって突出痛に対する徐放性ではない普通のオピオイド（SAO）の投与は，肝心の痛みのある時間帯には薬の血中濃度がまだ鎮痛有効濃度以下ですから役に立たず，痛みが消失してからの無用な時間帯にオピオイドの血中濃度を上昇させることになります．

　そこで，超即効で，しかも即消退する口腔粘膜吸収型オピオイド＝超短時間性オピオイド（ROO：rapid onset opioids）の舌下錠とバッカル型の薬剤が開発・発売されました．フェンタニルが口腔粘膜から直接支配静脈に吸収されるので，効果発現は静脈注射と同じ速さです．ただし誤って飲み込むと消化管から吸収され肝臓を経て静脈に入りますから，薬剤効果はほぼ失われることになります．

! **Notices**　　患者さんは薬剤師としても優秀です

　製薬会社の再三再四の説明や注意にもかかわらず，臨床現場ではフェンタニル貼布薬の効果時間が長いことに惑わされて，疼痛時頓用薬として徐放薬のMSコンチンやオキシコンチンを使用している症例や，逆にベースがフェンタニルだということで，突出痛ではないのに疼痛時頓用薬として超即効薬（ROO）の口腔粘膜吸収薬を処方している医療者がいます．

　そこで，フェンタニルの貼付薬を使用していた患者さんの言葉を紹介します．「舌下錠はすぐ効くけど，またすぐ痛くなるから，以前にもらっていた粉薬（速放性オピオイド薬＝ SAO）の方に替えたらよくなったよ」．

　患者さんは最高の名医であると同時に，薬剤師さんとしても優秀です．即効性オピオイド（ROO）と従来の速放製剤（SAO）をきちんと使い分けていました（製薬会社も ROO は突出痛限定で通常の疼痛時頓用薬には使わないよう警告を出しています）．

　痛みのことを一番知っているのは患者さんです．痛みは自覚症状です．痛みの状態を正確に把握する清明な意識と，それを伝える意思表出能力が保持されていれば，患者さんは最も優秀なチームメンバーになってくれる可能性があります（患者さんは優秀な「専門薬剤師」）．

〜✓ Noise　　せっかく「超短時間性」がうたい文句なのに

　前述のように，多くの病院では頓用のオピオイド薬は看護師管理で，痛い時は看護師に連絡するシステム（system）になっています．ある報告によれば『痛いよー！』のナースコールから薬が患者さんに届くまでは平均 20 分だったそうです．患者さんの痛みの訴えが本当に突出痛なら，多くの場合，せっかくの薬理学的長所が病院というシステム上の理由によって，十分に生かされていないような気がするのですが……．これが本当の「システムエラー（system error）」ではないでしょうか．

BREAK TIME

――――――――――――――――**突出痛があるなら突凹痛（緩解期）もある？**

　突出痛にオピオイドの追加が必要なら，痛みの緩解期のオピオイドは過量投与にならないのだろうか．

　オピオイドの鎮痛効果を説明するのに，痛みの強さとオピオイドの体内量（血中濃度）の2つの異なった単位の縦軸スケールを強引に組み合わせて1つにした模式図が用いられる．このような図をみる時には，オピオイドの体内量が痛みの強さのラインを上回った場合には鎮痛されているが，下回った場合には「痛くなる」という約束事がある．一見科学的な図のようだが，実は抽象画に近く，理論よりも「感性」で理解する図である．

　さらに痛みは常に変動していると考えられる．痛みの強さのラインの変動の範

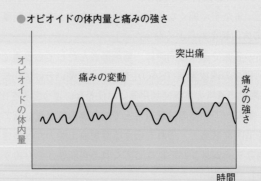

●オピオイドの体内量と痛みの強さ

オピオイドの量＞痛みの強さ→鎮痛
オピオイドの量＜痛みの強さ→痛い

囲が鎮痛有効血中濃度の領域内（図中の濃い青の部分）に留まっていてくれるように鎮痛薬の量を調節投与して，この領域を超えた痛みの変動に対しては頓用のオピオイドで対応するのが，がん疼痛治療の基本と考えられてきた．

この濃い青の領域を超える痛みの変動といっても，痛みの強さと持続時間を表現する波形の曲線からみてもわかるように，痛みの強弱，持続時間は長短様々と考えられる．これに対し一律に疼痛時頓用使用したオピオイドの分量すべて（1回頓用投与量×頓用使用回数）を定時投与に加える方法で，従来は定時投与の至適量が決められてきたと考えられる．

定時投与のオピオイドで，持続痛がコントロールされているにもかかわらず一過性の痛み（必ずしもオピオイドの薬効の切れ目に出現するとは限らない），突出痛といわれる痛みがあることがわかってきた．その特徴は痛みの発生から最強になるまでの時間は3分程度と短く，平均持続時間は15〜30分で90%は1時間以内に終息する．痛みの発生部位は約8割が持続痛と同じ場所であり，持続痛の一過性増悪と考えられている（日本緩和医療学会ガイドライン2020年版）[7]．

突出痛という名称は，図中のオピオイド体内量という濃い青色の帯から突出してしまう痛みということでつけられた名称ではないだろうか．

痛みの強さは，様々な要因によって変動することが知られている．誘引も原因もはっきりしない突出痛があるなら，我々がまだ知らない痛みの緩解もあるのではないだろうか．

突出痛に対して従来の短時間効果SAOのモルヒネ水溶液あるいは錠剤を用いた場合には，その効果発現時間と持続時間から考えて，オピオイド体内量は突出

痛をカバーするより突出痛が消失した後に増えることが懸念されるため，超短時間作用のオピオイド（ROO）が推奨されるようになった．その推奨理由の１つが痛みのない状態でのオピオイドの過量問題である．もし，突出痛と逆の現象で痛みの強さが減弱（緩解）するようなことがあるとするならば，オピオイドの体内量が鎮痛有効量よりも多くなること（相対的な過量問題）が推察される．

　突出痛のように突然あるいは大幅な緩解でなくても，痛みの強さは絶えず動いていると考えられるので，この緩解時間の鎮痛有効量以上のオピオイドが眠気をもたらすのではないかと考えてきた．しかし，本当に眠気だけで済むのだろうか．

　痛みがある患者に医療用オピオイドを投与しても，鎮痛必要量である限り，いくら大量と思われても依存は形成されない．それは精神依存形成が疼痛の存在下では抑制される[8]からだといわれてきた．しかし，痛みの強弱の変化による緩解期（時間）には，腹側被蓋からはドパミンが遊離して，側坐核の受容体と結合するのではないだろうか．

　もしそのような現象が起こるならば（「タラ・レバ」が多すぎるが），眠気が強く傾眠状態が長時間に及ぶ状態というのは，単に会話ができない，意思表出能力の低下で痛みの把握ができないということにとどまらず，鎮痛必要量以上のモルヒネによる精神的依存形成にも影響してくる危険性も考えられる．

　これまでは痛みの増強の面からのみオピオイドの作用をみてきたが，早期からの緩和ケアが推奨され，しかも化学療法の進歩などにより長期間（年単位）にわたりオピオイドによる鎮痛治療が行われるようになった現状を鑑みると，痛みのない状態あるいは痛みが緩解している状態でのオピオイドの相対的過量効果についても考慮する必要があるのではないかと考える次第である．

　エビデンスどころか突凹痛など日本語的に奇妙奇天烈な発想で，鎮痛必要量以上のオピオイドの投与は，眠気ばかりでなく，ドパミン説からみる限り精神的依存形成にも関与しているように感じるのは，やはり酔言酒語なのだろうか．

〈爽秋会岡部医院電子回覧板「爺様医者の酔言酒語」より〉

 Reference　「突凹痛（??）」への回答

　上記の記事を読んだある製薬会社の方が，きちんとしたお返事をくれました．爺医の酔言酒語を一刀両断にした素晴らしい回答でしたのでここに紹介します．

＊　　＊　　＊

突凹痛現象は聞いたことはありませんが，仮に存在するとしてもよいことで，悪いことではないと考えられます．がん疼痛が変動している状態で，痛みが減弱した時あるいは痛みのない時のオピオイドの投与が依存形成に関与する危険性は少ないと考えられます．がん患者におけるドパミン遊離量の減少はある程度の期間以上痛みが続いているので，常態的に不足していると考えられます．このような状態で，痛みが短期間緩解したからといって（依存に影響するほど）十分なドパミンが急激に遊離するというのは考えにくい．なぜなら，ドパミンが神経内で産生されるにはある程度の時間を要すると考えられるからです．以上のことから，適正量のオピオイドを使用している限り依存形成の問題は少ないと思われます．

一方で，がん患者の痛みのレベルが低下している場合に，漫然と同じ用量のオピオイドを使用している場合には，相対的に過量投与となり，依存形成の懸念も出てきますし，呼吸抑制を含めて副作用発現の危険性も高まると考えられます．そのため，痛みの評価とそれに対する管理の徹底が必要と思われます．

いつも静かにうとうとしている（傾眠）っていいことなの？

1) 傾眠はがん疼痛治療の宿敵！痛みの治療には患者さんの明晰な判断力と意思表出能力が必須

「痛い！」「痛い！」と騒がれるよりは，患者の家族もスタッフも，（がんの進行で病態が悪化しての傾眠でない限り）建前を別にすれば傾眠の方がありがたく感じているはずですが，がん疼痛治療にとっては致命的です．それは「いかに痛きかを説明する言葉」を聞けなくなるからです．

緩和ケアの専門家は，話ができない患者さんでも苦痛を表情や体動などで理解する non-verbal communication（非言語的意思疎通）にも長けているかもしれませんが，筆者のように会話を唯一の頼みに痛みの状況や強さを把握してきた pain clinician には，お手上げ状態なのです．

Reference 信用できない言葉と痛みを和らげる仕草

医療者と患者のコミュニケーションにおいて，言葉が果たす役割は 7％，残りは表情・姿勢・身振りなどが 55％，声の調子が 38％，つまり 90％以上が non-verbal communication（非言語的意思疎通）だそうです[9]．

　そういえば医療従事者が話す痛みに関する言葉のうち，7%どころか，ほぼ100%信用できない言葉があります．それは「少し痛みますよ」「痛いのは今だけですからね，ちょっと我慢ですよ」です．思い当たるでしょう．

　その一方で看護師さんが背中をさすってくれたとか，手を握ってくれたことなど，まさに non-verbal communication でどれだけ痛みが和らぐかについても思い当たることがあると思います．

2）オピオイドが関与している可能性が考えられる傾眠

　傾眠は体内のオピオイド量が鎮痛至適量より多くなっている状態と考えられます．20年ほど前までは，がん患者の痛みは強くなることはあっても減弱することはほとんどなかったので，オピオイドの過量投与による傾眠や呼吸抑制が問題になるような事象は少なかったように思います．

　それでも筆者は神経ブロックを行っていましたので，劇的に除痛されて相対的にオピオイドが過量になって強い眠気さらには呼吸抑制や停止を起こした症例を少なからず経験しました．オピオイドの過量が急性症状として現れたのですぐにわかりました．

　現在の抗がん治療法は格段の進歩を遂げています．その効果は痛みの状況にもかなりの影響を与えていると考えられます．がん患者の生存期間が長くなるに従い，痛みを感じる期間も長くなり，その間に痛みの構成要素も複雑化してきています．2018年に改められた国際疾病分類（ICD-11 ＝ International Statistical Classification of Disease and Related Health Problem）では「慢性がん関連痛」という言葉が用いられています．その意味は，がん患者の痛みだからといって，必ずしもがん自体が痛みの直接の原因であるとは限らない場合も想定しなければならない時代になったということです．

　これらの痛みの状況の変化に対するのに，従来通りの漫然としたオピオイド投与で生じる副作用あるいは有害事象には（神経ブロックのように数時間単位で現れる急性効果ではないので），医療者は気が付きにくいのではないでしょうか．

　しかし，痛みの性質が変わった（オピオイド非有効性疼痛に変化した）のに，そのままオピオイド投与を継続していて，結果的に傾眠を誘発している慢性的な微量過量投与の可能性もあるように考えています．

　その1つの例が，国立がんセンターの緩和医療科の石木寛人先生が提唱する，終

末期の「不動の悪循環」による筋筋膜性疼痛,「動けないことによる一種の廃用性萎縮などによる痛み」の指摘です. MPS（myofascial pain and dysfunction syndrome: 筋筋膜性疼痛・機能不全症候群）の痛みには, 従来からオピオイドの効果は少なく, 理学療法, さらにはトリガーポイント（trigger point）注入法なども試みられていましたが, MPS に気付かずオピオイドの増量を継続していけば, 過量投与による傾眠が誘発されるのは当然の現象です.

　特に終末期になればなるほどオピオイドによる QOL の改善効果は限定され, 疼痛以外の苦しさ・辛さが前面に出てきます. これを患者さんは「重苦しい痛み」とか「身の置き所がない苦痛」などかなり紛らわしい表現をします. これらの苦痛にも一様にオピオイドが投与されている場合がありますが, 医療者は終末期の症状の1つとして見逃す場合もあります. オピオイドの投与が必ずしも適切ではないと気づいても“時間が限られているから”と大目に見る傾向もあると思われます. それが終末期に不必要な傾眠を誘発する要因の1つだと考えています.

　もう1つ考えられることは, 眠気を伴う薬剤との併用です. 特に適応が明確でない神経障害性疼痛対応として投与されている薬剤の併用の影響は大きいと思われます.

「鎮痛補助薬」についての不満

　鎮痛補助薬とは「本来は痛みの治療薬として開発された薬剤ではないが, 痛みの治療に用いられる薬剤の総称」と定義されており, 抗うつ薬, 抗痙攣薬, 局所麻酔薬などがあります. しかし, 薬剤の適応は, 医療従事者が考えているほど厳重なものではないようです. 現在最も使用されているプレガバリンを例に挙げて説明しますと, 本剤が発売された時の適応は「帯状疱疹後神経痛と脊髄損傷後疼痛」の2つでした. しかし, 化学療法によって発症したと考えられる糖尿病性のしびれ感を伴う末梢性の神経障害の一部に有効性があることから「末梢神経障害性疼痛」が加えられ, それが拡大して「神経障害性疼痛一般」になったと考えられます.

　しかし問題は（製薬会社の宣伝のすり替えなのか, 医者側の不勉強のなせる業なのか定かではありませんが）, おかしな3段論法で広く使用されていることです. その3段論法とは「神経障害性疼痛にモルヒネは効きにくい. モルヒネを増量しても鎮痛が得られない痛みは神経障害性疼痛である. 神経障害性疼痛に効く薬剤は鎮痛補助薬である. それならモルヒネと鎮痛補助薬を同時投与すればより鎮痛効果が拡大するはずである」. こうして, プレガバリン, デュロキセチン, アミトリプチ

リンがいとも簡単に投与されています.

　そもそも「神経障害性疼痛の定義, 病態, 疾患の特定は学術的に不可能」というのが, 日本ペインクリニック学会の見解だと認識しています. これらの薬剤は副作用も多く, 決して安易に投与するべきではありません. ましてや予防的にしかも漫然と投与を継続すべき薬剤ではないと考えられます. WHO がん疼痛ガイドライン 2018 版では, がんに関連した神経障害性疼痛には三環系抗うつ薬とセロトニン・ノルアドレナリン再取り込み阻害薬の抗うつ薬, さらにはガバペンチン, プレガバリン, カルバマゼピン, バルプロ酸などの抗痙攣薬について検討したが, 推奨を明示しないという結論を出しています[10,11].

　神経障害性疼痛の診断の基本は, 痛みの部位の知覚検査です. 触覚（触る, さする）, 痛覚（爪楊枝で突く）, 冷覚（氷片, アルコールで拭う）, 温覚（お茶を入れた茶碗の熱さ）などは在宅でも容易に調べることができるはずです. 痛みの訴えとともに, いずれかの感覚の異常（過敏あるいは鈍感）が全くない場合には神経障害性疼痛の診断自体が怪しいと思うべきです. そんな面倒なことはやっていられないというせっかちな人は, どの薬剤にもいえることですが, 薬剤の副作用と有効性を知りたい時に最も簡単で確実なのはその薬剤の投与を中止して症状の変化をチェック（鎮痛補助薬版 DCT）を行ってみることです. 眠気がある場合に最初に中止を試みてよいのはいわゆる鎮痛補助薬と称される薬剤だと考えています.

⩘ Noise　　「しびれ」も地方でいろいろ

　しびれは numbness とか dysthesia と訳されますが, 単純な感覚ではないようです. 例えば正座中のしびれは血流低下のために生じる感覚障害で, 運動神経や筋肉の緊張状態を伝える太い神経の機能低下が先行し, ついで足が腫れたように感じて感覚も鈍くなります. 一方, 正座から解放された時のしびれは, 血流不足が解消して細い神経から感覚を取りもどすので, ビリビリ・ジンジンした感覚があります. しかし, 筋肉の緊張状態などを伝える太い神経の伝達機能の回復が遅れるので立ち上がるとよろけたりします.

　筆者の経験と患者さんの反応から推察して, 強いていうなら正座中のしびれ感は感覚鈍麻状態ですからプレガバリン（リリカ）が, 正座解除後のビリビリ感は知覚過敏の状態ですから抗うつ薬, 特にアミトリプチリン（トリプタノール）などの方が有効ではないかと考えています.

　余談ですが, 東北人はこの 2 つの「しびれ」をきちんと使い分けています. 局所麻

酔の効果確認の時，爪楊枝などでつついて「しびれてますか？」と尋ねると，関東の人なら「しびれてます」と答えますが，東北では「感覚はないけどしびれていないよ」といわれます．地元の新聞社の河北新報社の文芸部に調べてもらったところ，白河以北の感覚ということなので，「東北人は繊細だな！」と思ったことがありました．

⚡ Noise　　帯状疱疹の治療法と帯状疱疹後神経痛の治療法

▶帯状疱疹の痛みの治療法（入浴）

　帯状疱疹は皮膚疾患なので，入浴をためらう患者さんも多いのですが，実は「お風呂に入ること」が最高の鎮痛法です．

　ペインクリニックでは，鎮痛と治癒促進目的で交感神経のブロック，顔面・頭部では星状神経節ブロック，頸から下の領域ならば硬膜外ブロックを行います．

　顔面部に帯状疱疹を発症した仙台近郊の温泉旅館の経営者という患者さんに型どおり星状神経節ブロックを行いましたが，局所麻酔薬の効果時間内しか鎮痛が得られなかったそうです．そんなある夜，鎮痛薬の効果も不十分で夜間の痛みに耐えきれずに自分の宿の大浴場に入ったところ，鎮痛ではなく除痛されたということでした．それ以後は食事も風呂に運ばせて摂るなど徹底して，自慢のお湯に入り続け，知覚低下もなく完治されました．もちろん皮膚も色素沈着などもなく，きれいに治癒されました．

　オピオイドの使用や抗ウイルス薬などない時代の話です．今なら両方の薬剤の適応があるでしょうが，それでも，オピオイドよりも入浴の方が鎮痛の質としては眠気も起こさず，優れているという患者さんの声を，現在でもしばしば聞きます．

▶帯状疱疹後神経痛（バイブレーター）

　急性期を過ぎて3カ月頃までを帯状疱疹後痛，6カ月を過ぎた頃からを帯状疱疹後神経痛と呼ぶようです．これに有効な薬剤としてリリカ，ノイロトロピンなどがあります．これらの痛みにも入浴が有効なのですが，さらに不思議な鎮痛法があります．数年以上過ぎた帯状疱疹後神経痛の患者さんが，理容店で使用する毛足の長い刷毛で患部を擦ると痛みが取れるということを教えてくれました．帯状疱疹後神経痛の患者さんに試みてもらうと，確かに痛みが軽減するといわれます．そこで帯状疱疹後神経痛の患者さんに連絡して独自の鎮痛法を伺うと，vibration が有効という方が多く，外出時にはいわゆる「大人のおもちゃ」といわれる小型のバイブレーター（vibrator）を患部に絆創膏などで貼り付けて鎮痛を得ているということがわかり，10 数人の症例を集め日本ペインクリニック学会の前身の研究会に報告したところ爆笑されました．しかし，その後 TENS（transcutaneous electric stimulation）などの非薬物的治療法が知覚障害を伴う帯状疱疹後神経痛に有効であることもわかってきた頃，TENS や

SSP（silver spike point）療法をペインクリニックに取り入れた日本大学の大先輩の医師から「原理は先生の発表した"大人のおもちゃ"と同じだね」といわれ，今度はこっちが苦笑せざるを得ませんでした.

　痛みに苦しんでいる患者さんは，痛みからの解放手段（和痛方法）を自分なりに工夫していろいろとご存知です．痛みの強さばかりなく，痛みを和らげる方法も詳細に尋ねてみると（「そんなものはない」と患者さんからは叱られることも多いですが），何らかのヒントがあることもあります．そのためにも痛みの状況への理解力と意思表現能力を保つ鎮痛法が重要だと考えています（患者さんは「痛みの玄人」）.

「藪医者方式」が作り出した「多罪乱発」

1）がん治療も痛みの治療も「藪医者方式」

　がん疼痛治療ではオピオイドが原因で発症した症状に対しては，原因となる薬剤を減量もしくは中止するのではなく，対症療法薬剤の追加という方法で対応して，鎮痛必要量を堅持します．これを「藪医者方式」と名付けました（第Ⅲ章参照）.

　がんの化学療法も，がんの治療を優先に考えて，抗がん剤に伴う副作用に対しては対症療法の薬剤で対応するという意味においては，がん疼痛のオピオイドと同じく藪医者方式です.

　さらに初期からの緩和医療の推奨によって，化学療法と鎮痛対策の双方が積極的に行われるようになりました．その結果，主目的の薬剤そして副作用対策の薬剤と，実に多種多様の薬剤が投与されるようになりました．さらに加齢による生活習慣病の薬剤などを加え合わせると，非常に多くの種類の薬剤を長期に用いる「long-term, polypharmacy」になっている患者も増加しています.

2）前医からの継続で詳細は不明

　退院調整や痛みの治療相談などの機会に「この薬は前医からの継続（前医継承薬）で，どのような理由でいつから使用しているのか，詳しいことはわかりません」という返答を聞くことがあります.

　緩和医療も，医療の細分化の影響を受けざるを得ません．その結果「初めまして」から始まる医療の一分野の担い手になっています．さらに入院の短期化により，長期使用の薬剤に関しては，重要疾患を除くと薬剤の投与理由や効果も十分に確かめずに（患者・家族の希望もあって）そのまま継続する場合も少なくありません.

このような状況下では眠気や傾眠傾向がみられても，単純にオピオイドの増量によるものか，オピオイドの副作用対策薬剤の副作用（例えば制吐薬の錐体外路症状による会話の不自由さに起因する意思表出能力の低下）なのか，他の薬剤との組み合わせによる症状の増強なのかわからなくなることもあります．

特にフェンタニルの貼布薬が普及するにつれ，モルヒネに換算するととんでもない大量投与になっている場合（「耳なし芳一状態」と呼んでいる）などは，投与量と吸収されている血中濃度の不一致も疑わざるを得ない場合もあります．また，最近では制吐薬や鎮痛補助薬により錐体外路症状を発症している方も多くなりました．これはもはや多剤併用というよりは多剤乱用状態といえるのではないかと考えます．そして鎮痛の相談を受けた立場からいうと，ひたすら患者の代謝経路や排泄経路に関わる酵素も，超勤に次ぐ超勤でフル（full）回転を強要されて「ヘトヘトだろうなー」などと想像してしまいます．

そのためだけとはいいませんが，痛みに関わって50年になる筆者も経験したことがないような痛みに遭遇することも多くなりました．もしかするとオピオイド投与中の，あるいは長期オピオイド投与下での薬剤の複合効果ともいえるような未知の痛みではないかと疑うことすらあります．もしそうならばこれは多剤乱用の域を超えて「多罪乱発状態」といっても過言ではないと考えられます．

学術論文や参考資料の多くは1つの薬剤についての効果と副作用の記述に終始し，少なくとも「long-term, polypharmacy」に関与する情報を与えてくれることは稀です．がん患者に使用する薬剤は，現在の状況を考えれば必ず「オピオイド併用患者における○○薬の効果と副作用」というテーマでの検討が必要ではないでしょうか．

筆者が緩和医療への薬剤師の積極的参加と助言を切望する理由もここにあります．

「呼吸苦」の緩和にモルヒネ

呼吸とは文字通り息を吸って吐き出すことです．「吸う」の最大の目的は酸素を取り入れること，「吐き出す」の最大の目的は体内から炭酸ガスを体外に排出することです．

呼吸が苦しいというとすぐに酸素不足を考えますが，「吐き出す」側に大きな要因がある場合も考えなければなりません．呼吸運動は延髄にある呼吸中枢が血液中の炭酸ガスの濃度を感知して調節していますから，血液中の炭酸ガスの濃度が「呼吸」運動に与える影響は大きく，呼吸苦（呼吸困難感）は酸素不足が起こる前に発

症するといわれています．パルスオキシメーター（pulse oximeter）で測定した SpO$_2$（saturation of percutaneous oxygen：経皮的酸素飽和度）は正常値でも，血中の炭酸ガスの濃度が高ければ，呼吸苦は発症します．

　血液中の炭酸ガスの濃度が高くなると，呼吸中枢がこれを察知して（息苦しいと感じて）呼吸回数や換気量を増やして炭酸ガスの体外への排出を促進し，血液中の炭酸ガスの濃度を下げようとします（煙の漂う部屋の換気扇の役割と同じ）．

　モルヒネは炭酸ガスが溜まっても，呼吸中枢のセンサー（sensor）の感度を下げて，息苦しいと感じないようにします．難しくいうと炭酸ガス-呼吸量曲線を右側に移動（右方移動）させます（次図参照）．

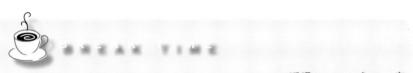

-- 呼吸とモルヒネで一席

　呼吸の調節では，血液中の炭酸ガスの増加に反応する延髄の呼吸調節が，酸素不足などによる末梢性のコントロールよりも優先される．なぜなら酸素不足は炭酸ガスの蓄積よりも生体にとって危険な事態だからである．

　モルヒネは炭酸ガスの蓄積に対する反応を鈍らせることによって呼吸苦を和らげる．

　次ページの図のように通常は血中の炭酸ガスが蓄積されるに従って，溜まった CO$_2$ を排出するために呼吸量（換気量×呼吸回数）が増えてくる（実線）．しかしモルヒネはこの反応曲線を右下に移動させる（破線）ので，炭酸ガスが蓄積されたことによって生じる苦痛を和らげ，呼吸苦を感じにくくさせる．この作用を上手に臨床的に利用したのが「呼吸困難感」へのモルヒネの使用である．

　しかし，一方からみると，呼吸苦がないから炭酸ガス蓄積に対する生体防御反応である呼吸量の増加がない．むしろ1回換気量は増加するが呼吸数は減少していく．しかしある時期を過ぎると呼吸困難感だけではなく呼吸抑制に陥り，炭酸ガスは溜まる一方となり，ある限度を超えると CO$_2$ ナルコーシスとなる．

　通常ならここまで行く前に酸素不足による末梢性コントロールによる「呼吸量増加促進 drive」が掛って呼吸量を増やす．どの時点で酸素不足による drive が掛かるかによって生命予後が左右されることがある．そこで CO$_2$ が溜まりつつある時にむやみに酸素を投与すると酸素不足による「呼吸量増加促進の drive」が

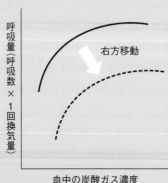

遅延し，より呼吸が抑制され CO_2 が溜まるので CO_2 ナルコーシス（炭酸ガスによる麻酔作用）を発症する．

パルスオキシメーターは酸素化のモニターで換気不全（炭酸ガスの蓄積）はわからない．特に酸素投与中は炭酸ガスの蓄積から酸素化の低下発現までの時間が遅れるので，できればカプノメーターを用意したい．

<u>モルヒネの作用は炭酸ガス蓄積による呼吸困難の苦しみを軽減するだけなので，</u>疼痛管理のように高用量の投与が必要になることはない．肺の器質的要因による明らかな呼吸抑制・呼吸不全に伴う苦しみは，モルヒネの増量だけで乗り切ることはできないし，不要な増量は呼吸停止を招くだけである．

▶「一発モルヒネを注射して早く逝かせてけさい」

モルヒネを使用すると死ねるという俗説を信じている患者や家族はまだ多い．それは我々の祖父母世代の看取りや軍隊の小説などの「往診の先生や軍医がモルヒネを注射したら眠るようにして亡くなった」という伝説の影響もあると思われる．しかしその実態は呼吸不全死（窒息死）である．

モルヒネ使用後間もなく亡くなったと誤解されるのには，いくつかの条件が必要となる．その1つは呼吸苦を軽減する程度の炭酸ガス - 呼吸曲線の右方移動作用が，生命を脅かすほど全身状態が悪化している場合，もう1つは右方移動が急で大きい（注射による投与などで，モルヒネの血中濃度が一気に高くなる）場合，さらには酸素不足によって作動している「呼吸量増加促進 drive」が酸素の投与によって（酸素不足が解消されて）止められてしまった場合などが考えられる．

〈爽秋会岡部医院電子回覧板「爺様医者の酔言酒語」より〉

1）呼吸調節における二重支配の利用

心臓も肝臓も腎臓も，意志の力で機能停止をさせることは不可能ですが，唯一，肺の機能，すなわち呼吸だけは意志の力で停止できます．胸部 X 線写真撮影時などの「息を止めて！」がそれです．

運動直後などは相当に厳しいですが，それでも不可能ではありません．また興奮すると「息が荒くなる」などという表現もあるくらい中枢性支配（大脳の支配）を受けやすいので，臨床現場では呼吸困難の対策には鎮静や抗不安など中枢性の調節機構を上手に利用するとよい結果が得られる場合が多いのも事実です．

がん終末期の呼吸困難も，同じように呼吸回数が多い（頻呼吸）場合にはオピオイドの増量で対応し，呼吸回数が少ないのに呼吸困難感がある場合には中枢性支配（大脳の支配）を念頭に置いて鎮静・抗不安薬などを使用していくのがよい方法と考えられます．

2）呼吸困難感へのモルヒネ水の吸入療法

気管支にもオピオイド受容器が存在するという説を信じて，風邪などの咽頭痛の治療に使用する市販の吸入器にモルヒネ水を入れて吸入させてみました．数例試みた結果では，呼吸困難感の改善が多少速いのではと思われました．しかし，ある時在宅療養中の患者さんに施行したら，患者さんの呼吸苦が治まる前に，同席していた看護師が気持ち悪くなってしまいました．経口投与と何ら変わらないばかりでなく，周囲にまき散らされたモルヒネ飛沫（小水滴）を，健常者の家族や医療医従事者が上気道から吸い込んで吐き気・めまいなどを発症するだけだったというお粗末でした．

 Notices やっとがんで死ねる国になりました

「皆さん，おめでとうございます．日本もやっとがんで死ねる国になることができました」．

先日（2020 年 10 月 27 日），享年 81 歳で亡くなられた故久道茂先生（宮城県対がん協会名誉会長，東北大学名誉教授）の講演の枕詞です．会場におられた多くの方々はぎょっとされますが，やがて大きくうなずかれます．

確かに世界には，飢餓や戦死そして伝染病が死亡原因のトップという国だってあり

ます．それに比べると死亡原因の第1位が「がん」というのは，やはり「おめでとうございます」に値するのかもしれないと納得するからだろうと思います．

さしずめ2020年以降のコロナ禍（COVID-19）を体験している現在ならば，もっとうなずく人の数も多いし，納得の程度も深いだろうし，実感も伴うだろうと思います．その意味では，1980年代に「慈悲殺」という言葉すら出現したような，「がん末期」と呼ばれる悲惨な痛みの状態を知る我々の世代の医者にとって，現在のがん疼痛治療は「皆さんおめでとうございます．日本もやっとモルヒネの効果がない痛みやモルヒネの弊害が問題になる国になりました」ということになるのだろうと考えます．筆者がよく使う「たった1粒のモルヒネなれど……」も，まさにその実感から吐き出された言葉です．

しかしだからこそ，オピオイドを大切にしてほしいし，「不適応使用は不適切使用の1つ」と言い切る厳しい姿勢の取締り当局が，オピオイド啓発のためにこれまでお目こぼししていた恩情に甘えていられるのも長くは続かないと考えているからです．

※追記：コロナ禍で亡くなる方の記事を読んだりすると，久道先生の「おめでとうございます」という御挨拶がどれほど重みのあった言葉かを痛感します．皮肉として聞いた自分の器の小ささに身がすくみます．

オピオイドの過量投与による呼吸抑制

オピオイドは呼吸苦を和らげる目的で呼吸困難感の対応に使用される一方で，鎮痛のために用いたオピオイドが過量投与になって，「呼吸が苦しいという訴えなしに」呼吸抑制を発症する場合があります．この状態を「静かになった」とか「うとうとしている」と見逃したり放置したりすれば，最悪の場合は死に至ります．

呼吸抑制の多くはオピオイド誤投与で，オピオイドローテーション（opioid rotation）や投与経路変更時のオピオイド力価の換算間違い，あるいは鎮静薬との併用などです．その他，オピオイド溶液作成時の濃度間違い，電動式ポンプの誤操作（オピオイドは必ず「○○ mg/時間」で表示する習慣が必要），稀な例としては硬膜外腔留置カテーテルのくも膜下腔迷入などがありました．

その他，「痛い時にはいくら使用してもよい」という医療者の言葉をうのみにして，「これが一番強い痛み止めで，これ以上の薬はないだろう」と，痛みから逃れるために数十分ごとに頓用薬をその都度増やしながら服用した（ヤケ酒ならぬヤケ薬）患者さんや，「安楽死」目的であえて大量に服用した結果，ほぼ呼吸停止状態に陥った患者さんを経験しました．

1） オピオイドによる呼吸抑制への対応

オピオイドによる呼吸抑制というと，すぐに拮抗薬のナロキソン（naloxon）の投与を考えますが，第1選択にするのはもちろんのこと，使用するのはその呼吸抑制が命に関わる時だけです．

その理由は次の通りです．呼吸抑制の解除とともにオピオイドの鎮痛作用も消失・激減しますから，痛みの急激な再発（再現）が起こります．今まである程度鎮痛されていた状態で，しかも呼吸抑制が起こるほど鎮静されていた状態から急に意識と痛みが再発するのですから，患者さんはパニックに陥ります．開腹手術の既応がある患者さんの表現を借りると「腹を開けられたままで急に麻酔から覚まされたような状況」が起こると考えられます．その結果，周囲の人への乱暴・狼藉，物品の破壊，ベッドからの転落による外傷，点滴やチューブ類の抜去・出血などの修羅場と化すことがあります．さらに，ナロキソンは作用時間が短く（単回投与の筋注や静注での効果は3～5分で発現しますが，およそ30分後には効果がなくなります），再び呼吸抑制が出現します．一度呼吸が戻ったと安心して患者さんの傍らを離れると再度の呼吸抑制で重大事故を起こす危険性もあります．そこでオピオイドの作用が減弱するまで，間歇的にナロキソンを投与するなどの注意が必要となるのです．

2） 筆者らが推奨する対応法

a） まずは Stir-up *

頬を叩きながら大声で名前を呼び，「息をして！」と命令すると，数回くらい息をしてくれます．しかし，その後すぐに眠るようならば，この動作を継続します．これまでの経験でいうと最長で60分くらい続けると回復します．ただし，叩かれた後遺症で頬が真っ赤になって多少腫れていたこともありました（もしマスクによる人工補助呼吸ができれば頬を叩くことなく，呼吸が十分回復するまで声掛けしながらじっくりと対応することができます）．

  * Stir-up：全身麻酔から覚ます時に行う，大声での声掛け・呼び掛け，肩たたきなどの一連の所作をいう麻酔科特有の言葉．

b） ナロキソンを使用する（マスクでの人工補助呼吸が難しい場合）

 ① ナロキソン5A（200 μg/mL×5アンプル＝1000 μg/5 mL）に生理的食塩水を15 mLを加えて50 μg/mL，20 mL溶液を作成する．

② この溶液を1回$50\mu g$（1mL）ずつ，呼吸数が10回/分になるまで，2分間隔で分割しながら静注投与する．

③ 分割注入したナロキソンの総量と同量が1時間で入るように設定した持続投与を開始する．その間酸素投与を行う（酸素飽和度SpO_2を95%↑が指標）．

ナロキソン投与中の調節は，

(1) 呼吸数，意識状態，痛みの状態をチェックし，投与量の25%を指標に増減する．

(2) 投与した麻薬の半減期を参考にして経過観察を継続する．

(3) 意識レベルが十分回復し，呼吸数が15回/分以上になったら，オピオイドを1/2量で開始する（痛みの出現を待つ必要はない）．

宮城県立がんセンターでは，超短時間作用のフェンタニル「アルチバ」が発売される前には，普通のフェンタニルを数百本単位で使用して麻酔をしていたので，術後に覚醒しない本当の麻薬性呼吸抑制が時々発生しました．それを戻すために作成したのが上記のマニュアルです．いずれも麻酔科医がモニターをみながら，持続ポンプを用いて行っていました．鎮静薬などその他の薬剤による呼吸抑制が疑われる時には，ドキサプラム，アネキセートも併用していました[12]．

緩和医療の現場ではナロキソン1A（0.2 mg/A）を生理的食塩水3mLで希釈して全量を4mL（0.05 mg/mL）にし，1mLずつ分割注入する方法を指導している場合が多いようです．必ず医師が患者さんの傍に付いて行う必要があります（医師のモニター役付きでの施行が条件）．

文献

1) 古江秀昌．中枢性の痛覚抑制機構．ペインクリニック．2013；34：1091-9.

2) 山室　誠，監修．中保利通，他．ゼロからのがん性疼痛レクチャー—現場で使えるヒント集．文光堂；2013.

3) 日本緩和医療学会．PEACEプロジェクトについて．www.jspm-peace.jp/about/index.html

4) 山室　誠．がん患者の痛みの治療．2版．中外医学社；1997.

5) 山室　誠，編．がん患者の訴える痛みの治療—緩和ケアにおけるTatal Painへの対応．真興交易医書出版部；2001.

6)「病院の言葉」をわかりやすくする提案．26. 頓服．http://pj.ninjal.ac.jp/byoin/teian/ruikeibetu/teiango/teiango-ruikei-b/tonpuku.html

7) 日本緩和医療学会ガイドライン統括委員会，編．がん疼痛の薬物療法に関するガイドライン2020年版．金原出版；2020.

8) 成田　年，他．オピオイド系研究の新しい展開．ペインクリニック．2000；21：387.

9) 國頭英夫．死にゆく患者（ひと）と，どう話すか．医学書院；2016.

10）松岡弘道．抗うつ薬．緩和ケア．2021；31：42-4.

11）平塚裕介．鎮痛補助薬としての抗痙攣薬．緩和ケア．2021；31：45-7.

12）杉山公利, 他．ナロキソン持続投与による麻薬起因性呼吸抑制の拮抗．薬理と治療．2001；29：967-73.

オピオイド鎮痛法の再検討期

新しいオピオイド製剤

　ここ10年間でオピオイドの普及は目覚ましく，種類も剤型も目を見張るほど豊富に供給されるようになりました．

　モルヒネの注射液で水溶液を作成したり，呑み込みができない患者のために製氷機で小さな角氷にするなど，看護師，薬剤師，家族が一緒になってアイデアを出し合い，工夫していた筆者らの時代からみると隔世の感があります．

Memories　「もう神経ブロックなんて要らなくなるんでしょうね」

　がん未告知の腰下肢痛の患者さんに行ったくも膜下フェノールブロックにより下肢の筋力低下をきたし，歩行不能になってしまいました．医療事故ということでさんざん罵倒されての帰路に，自分の母親ががん終末期の痛みに帯状疱疹の痛みが重なり，苦しんだ経験があってペインクリニックを学んでいた同僚の医師がぽつんとつぶやいた言葉です．ブロンプトン・カクテルが話題になるかならないかの頃でしたが，患者さんからのお叱りがよほど堪えたのだと思います．

　WHO方式がん疼痛治療法が出た時，彼が一番喜んでいたように記憶しています．しかし，WHOのがん疼痛治療の効果にも限界を感じたのか，ある時期から神経ブロックを再開しましたが，くも膜下フェノールブロックではなく，硬膜外脊髄鎮痛法と経皮的コルドトミーを積極的に行うようになりました．

　ある時，彼が話してくれた言葉です．「経皮的コルドトミーで電流を流して凝固を終了後，顔の覆布を捲って『終わりましたよ』って声掛けしたら，上を向いたまま涙を流して喜ぶんですよ．『痛みが消えた．痛くなくなった』って」．

　ここで，新しいオピオイド製剤を紹介します（巻末の麻薬一覧表も参照）．

　筆者はこれらのオピオイドに関しては，これまで述べてきたオピオイドのように使いこなせる段階からはほど遠く，文献と，使用している患者さんの状況や院内カンファレンスなどから得られた事柄を参考にした意見として述べるにとどめます.

a）タペンタドール（tapentadol）

　タペンタドールはμ受容体作動作用とノルアドレナリン再取り込み阻害作用により鎮痛効果を発揮するといわれているので，一部の神経障害性疼痛にも効果が期待されます.

　それ以上に，本錠剤は乱用（不正使用）を防止するため，物理的に咬み砕いたり，化学的に溶解することができない加工（tamper resistant）がされているということで知られています.

Notes　Tamper resistant

　米国では錠剤をハンマーなどで砕いて粉末状にし，それを水に溶解させて注射するという乱用が後を絶ちません．そこで2013年以降，米国のFDA（食品医薬品局）は，乱用防止の特性を有する薬剤の使用を推奨し，従来のオピオイド鎮痛薬から切り替えるように勧めています.

b）メサドン（methadone）

　世界的に，がん疼痛治療におけるモルヒネの代替薬としての重要性を増してきています．長時間作動性のμ受容体親和性とNMDA受容体拮抗作用により鎮痛効果を発揮する（麻酔薬のケタミンの鎮痛機序と同じ）といわれています．歴史も古く，がん疼痛治療における優位な特徴があるにもかかわらず，かつて本剤の不正使用が報告されたため誤解を招き，効果的な利用の障壁となっていたとの見方もあります[1].

　しかし，メサドンの薬物状態についての理解が深まるにつれ，本剤の使用に経験のある医師により処方されれば安全で効果的でしかも廉価なことがわかってきています．ただし血中半減期が30〜40時間と長いため投与後血中濃度が定常状態に達するまで7日間程度かかり，しかも個人差が大きいともいわれています．また心電図上でQT延長（トルサード・ド・ポアント＝ Torsades de pointes）症候群をきたすとの報告もあります．そこで本剤を使用するためには処方医登録のためのe-learningの終了が条件になっています．また，オピオイド鎮痛薬未使用（opioid native）患者への投与もできないことになっています.

そこで，本剤をある程度使いこなせるようになるまでは使い慣れた専門家に依頼し，相談しながら用いるのが安全で，かつ薬剤の効果を十分に生かし切れるのではないかと考えられています．

後述するように，従来のオピオイド製剤では対応できない難治性がん疼痛治療においては貴重なオピオイドとなることが期待されていると思われます．

c) ヒドロモルフォン（hydromorphone）

1922年にドイツでモルヒネから誘導された半合成オピオイド鎮痛薬です．構造的にもモルヒネと類似しており，薬理作用自体はモルヒネと大きな違いはありませんが，代謝産物の薬理活性が小さいので，モルヒネとは異なり腎機能が低下した患者にも使用できます．本邦ではモルヒネが「医療用麻薬」の代表的な薬剤として認識されていますが，世界的にはオピオイドといえばヒドロモルフォンが挙げられるほど一般的な薬剤だといわれています（後述の脊髄鎮痛法でのくも膜下腔への注入も承認されている．本邦では未承認）．

2017年より徐放薬，速放薬，注射薬（高濃度製剤を含む）と製剤規格も揃い，これから日本でも，強オピオイドの第1選択薬の代表格になる可能性が高いと思います．

d) トラマドール（tramadol）

トラマドールは麻薬及び向精神薬取締法の麻薬の規制を受けない非麻薬扱いのオピオイド受容体アゴニストの鎮痛薬*です．コデイン類似の合成化合物で，WHOの分類では弱オピオイドに分類されています．

鎮痛作用機序としてはオピオイド受容体に対する親和性と，セロトニン・ノルアドレナリン再取り込み阻害作用を併せもつことで発揮されると考えられています．さらにトラマドールの代謝物であるモノ-O-脱メチル体（M1）は，μオピオイド受容体に対して高い親和性を有するため，トラマドールの鎮痛作用の一部に寄与するものと考えられていることから，神経障害性疼痛への効果も期待できます．

製剤としてはカプセル錠，アセトアミノフェンとの配合剤，注射剤があります．

経口製剤の生体内利用率は68％で，肝臓チトクロム450PのCYP2D6により鎮痛効果にも寄与するM1に代謝されるのですが，日本人の約20〜60％はCYP2D6の活性が低く，M1が作られにくいので，トラマドールの鎮痛効果は発揮されにくいともいわれています．トラマドールおよびその代謝物は，主として腎臓から排泄されます[2,3]．

　　*本薬剤は非麻薬扱いなので，「医療用麻薬」のタペンタドール，ヒドロモ

ルフォン，メサドンと同列に扱うのには問題があるのですが，作用機序から考えるとμオピオイド受容体のアゴニストであることから，ここで取り上げることにしました．

 Notes　昭和の麻酔科医には懐かしい「クリスピン・コーワ」注射液

　経口投与のトラマドールの発売は 2011 年と比較的新しいが，「クリスピンコーワ注1号」の名称で 1978 年から発売されていました．術後疼痛およびがん疼痛治療薬として，東北大学麻酔科での治験にも携わったのを覚えています．

　モルヒネでも効果のない（当時は単にモルヒネの使用量が少ないだけだったかもしれません）痛みにも有効な鎮痛薬として，またオッディ括約筋収縮作用がないということで急患室で（俗に胃痙攣と呼ばれていた）胆石発作痛にも多用され，極めて有効な鎮痛薬として珍重されました．

　しかし，がん疼痛では耐性ができやすく，当初はよく効くのですが，短期間で「いくら増量しても効果が得られなくなる」という印象が残っています．

がん患者の死亡 1 週間前の痛みはひどい（オピオイドの限界か?）

　2018 年 12 月に国立がん研究センターから報告された遺族調査によれば，死亡前 1 カ月の時点で「痛みなく過ごせたか?」の質問にはおよそ 25% の患者の遺族が否定的な回答をしています．さらに死亡 1 週間前では 28% に「ひどい」あるいは「とてもひどい痛み」があったという，医療者には非常に厳しい結果でした．一方で約 8 割の遺族が，こうした患者の苦痛に医療従事者が速やかに対応していたと回答し，亡くなった場所（病院，自宅）で受けた医療については約 76% が満足していたそうです．この結果を筆者なりに解釈すると，「緩和ケア」としての対応には遺族の多くが満足していたが，終末期の痛みの治療に関する技術（緩和医療の面）はまだ不十分，特に死亡 1 週間前では「とてもひどい痛みがあった」との印象を遺族に与えるほど未熟だということで，辛口の言い方をさせていただければ「親切でとてもよい方々だったのですが，鎮痛医療の技術的な面では今一つでしたね」となるのではないでしょうか．

　しかし，1990 年の時点で，このようなことが起こる可能性を指摘していた医師がいたようです．

　WHO が 1986 年に提唱したがん疼痛治療ガイドライン（1996 年に改訂）は世界

のあらゆる国でがんの痛みに対して実施されるべき基本的な方法として啓発されたもので，このガイドラインを遵守することで約80%のがん患者の痛みが軽減されるとしています[4].

　実際に本邦でもオピオイドの普及に伴い，がん疼痛に苦しむ患者は激減したと実感できます．しかし多くのがん患者が苦痛から解放されればされるほど，相対的に痛みが取り切れないで苦しむ患者は目立ちますし，医療者，特に筆者のように痛みの治療に強い関心をもってがん患者に携わってきた医者にとっては気に掛かる存在になってきます．

　少し冷静に考えれば，WHO方式で80%のがん患者の痛みが軽減されるということは，とりもなおさず少なくとも20%はWHO方式では鎮痛不十分である可能性を示唆していることになります．

　鎮静について聖隷三方ヶ原病院の森田達也先生は，週刊医学界新聞（第3220号，2017年4月17日）に，「終末期の鎮静をめぐる新しい局面」と題して以下のような文章を寄稿しています．

　「あまり知られていないが，現代で言うところの鎮静が初めて医学雑誌に登場するのは，WHO方式がん疼痛治療法作成の中心人物であったイタリアのVentafridda Vの論文（J Palliat Care. 1990〔PMID: 1700099〕）である．1900年に，彼はWHO方式がん疼痛治療法を確実に実施したとしても在宅サービス患者の50%に何らかの鎮静が必要であった*と報告し，死亡直前に十分緩和できない苦痛が生じて鎮静薬を使用するということは世界中で（こっそり）行われているが，現実から目を背けずにしっかりとした学術的議論をするように提案した」．

　　　　*筆者は在宅支援診療所（岡部医院仙台）に勤務していますが，この鎮静
　　　　率50%は高すぎます．鎮静の考え方や統計の取り方にもよりますが，日
　　　　本緩和医療学会の苦痛緩和のための鎮静に関するガイドライン2010年版
　　　　によれば，本邦で行われている深い持続的鎮静の割合は20〜30%と推定
　　　　されています．

　鎮静の是非については本書の目的からずれるので意見は差し控えますが，いずれの国のガイドラインをみても，書き方は様々ですが<u>どうしても取り切れない痛みへの対応として鎮静という方法が挙げられています．</u>ただし「<u>他に鎮痛手段（苦痛を和らげる方法）が，意識を落とすという以外にない場合</u>」という条件が必ず付けられています．

　ちなみに日本緩和医療学会の苦痛緩和のための鎮静に関するガイドライン2010

年版にも次のように記載されています.「全身状態が良い患者に鎮静を実施すれば,患者の全身状態を大きく変化させたり,生命予後を短縮させる可能性がある.したがって痛みに対して鎮静を検討する場合は「痛みは本当に治療抵抗性であるか」,すなわち鎮静以外に緩和する方法がないのか慎重に検討する必要がある」.

1） 他に鎮痛手段がないという判断

　ここで重要なのは,他に鎮痛手段があるか否かは各人,各施設によって異なるということです.主治医あるいはそのチームが経口・貼付・静注（皮下）投与によるオピオイドの増量以外の鎮痛手段をもたなければ,それが鎮痛手段の限界になります.しかし,放射線療法（含：放射線画像下治療法＝interventional radiology ＝ IVR）や神経ブロック,脊髄鎮痛法,理学療法,さらには侵襲的ではあってもイレウスに対する人工肛門や回腸瘻の増設などの外科的手術,転移性骨腫瘍に対する整形外科的手術,などにより劇的に痛みが改善される場合は,決して珍しくありません.

　担当医師の知識,その医師のいる施設が施行できる鎮痛手段によって,限界の判断が異なる危険性があるということです.

　医者が患者さんの痛みの状況を知るには（それが不完全であっても）,患者さんに「どのように痛きか」を説明してもらうしかありません(83ページの短歌を参照).それにもかかわらずの安易な傾眠の容認や意図的な鎮静は「痛みの治療の放棄である」と思われます.しかし,それでもなお,がん患者さんの終末期には鎮静せざるを得ない状況があることはわかっているつもりです.しかし,他に鎮痛手段がないかどうかを判断する際には,必ず,自分の知識不足や,自分が属している施設の制限について,今一度検討してください.

　あなた以外の医師や医療機関ではまだ行える鎮痛手段があるかもしれません.患者さんの痛みに合わせて医療者がより優れた技量を結集すべきであり,医療者の技量や医療施設の体制内に患者さんの痛みの治療を囲い込んではならないと考えます.

　放射線照射や緩和的手術など,高度な除痛医療がすべての医療施設で行えるわけではありません.しかし,少なくとも診療している医師にそれらの知識があれば患者さんに説明することはできます.

　その上でなおも必要とあれば患者さん・家族への十分な説明と納得の上で,中途半端ではなくきちんとした体制下に必要十分な鎮静を行うべきだろうと思います.

Notices　「がん疼痛治療科」の独立とその動機

　がん研有明病院麻酔科ペインクリニックの服部政治先生は，現在の緩和ケア部門の
がんの痛みの治療法では「薬を増やしても眠くなるだけで肝心の痛みは取れていない
実情」を鑑みて，難治性のがん疼痛への対応は不十分（WHO のがん疼痛治療法では
取り切れない痛みについてはどうするの？）だとして，中央診療部門内の緩和ケアセ
ンターから独立して，一般診療部門所属の「がん疼痛治療科」を設立したという話を
していました．

　その趣旨は，薬剤のみならず最良の方法で痛みを治療して，しかるべき病院や在宅
支援診療所に帰す「救急疼痛救済部門（pain rescue units）」（ドイツのケルン大学の
緩和医療科と同じ概念）だそうです[5]．

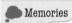**Memories**　40 年前と同じじゃないの

　がん研有明病院「がん疼痛治療科」独立の直接のきっかけは，緩和ケアに携わる看
護師や担当医，時には患者さん・家族からも「背中に変な管を入れないでください」
いわれたことだったそうです．その理由は，"おかしな管"のために転院先や在宅施設
が探せなくなるからです．

　筆者が 40 年前に東北大学病院でいわれたのは，硬膜外ブロックで血圧低下や下肢
のしびれなどが発現するのがいやだからという理由でしたが，「背中に余計な管を入れ
ないで」というのは全く同じ苦情です（10 ページ参照）．

　背中に挿入するカテーテルが悪いのか，これを推進させる医者の不徳のなせる所な
のか，それが問題だ！

2）がん患者の痛みの状況の変化に対応した痛みの治療が必要

　WHO 方式が発表された当時は，痛みの構成要素も比較的単純で，しかも生存期
間も短かったので，NSAIDs，リン酸コデイン，オピオイドの順にオピオイドの開
始時の DCT（薬物負荷試験）の結果を踏襲したままで対応することが可能でした．

　しかし，加齢に伴う生活習慣病とがん治療法の進歩によるがん患者としての長期
生存がもたらす long-term, polypharmacy などにより，痛みの構成要素も多種多
様になってきました．さらに，それらの痛みもがんの伸展状況や加齢によっても，
刻々と変化します．

　また WHO のがん疼痛治療法の改訂（2002 年）により，緩和ケアの早期開始が

推奨され，がんの治療開始とともにオピオイドが始められることもあり，そのまま
がんの緩解状態の遷延により継続されることが多く（積極的に中止される症例は少
ない[6]）なったので，昔に比べて長期間に及ぶようになりました．

オピオイドの長期使用と polypharmacy の 2 大変化により，Ventafridda Ⅴ の
予想警告以上に，最近の 10 年間くらいの（かつてターミナル期といわれた）終末
期のがん患者の痛みは複雑かつ難治性になったのは確かです．それが，105 ページ
に提示した，国立がん研究センターから報告された遺族調査にも反映されたのだと
考えます．

 Notes　　20%の group に入る痛み

　自らの知識・技量不足を棚に上げて，Ventafridda Ⅴ の警告をあたかも"錦の御旗"
のように用いて，鎮痛不十分な患者を，いともたやすく「WHO 方式では鎮痛されな
い 20%のグループ」に区分けして，自己弁護する若い医療者に出会うと，怒りよりも
悲しさを感じるようになったのは，やはり「老い」の為せる業なのでしょうか．

3）　新しい化学療法

　特に分子標的薬や免疫チェックポイント阻害薬などの登場により担がん患者の生
存期間は飛躍的に延びました．その一方で従来みられなかった様々な有害事象もみ
られるようになりました．これらの薬剤は，生体のホメオスターシス（homeosta-
sis）に重要な役割をもつ酵素や遺伝子にも影響するので，皮膚障害・神経障害・
血管障害・感染症の再燃，内分泌障害，自己免疫疾患など多種多様な分野に障害を
きたすこともあります．そこで，必ず記載されているのは「各分野の専門家に相談
して，対応してください」という言葉です．化学療法分野では専門家の腫瘍内科医
であっても，新しい化学療法によって生じる様々な分野にわたる有害事象のすべて
に対応するのは難しいからです．

　多くの場合，これらの有害事象に最も有効なのはステロイドです．だからといっ
て，もし漫然とステロイドだけを投与して，効果がなければさらに増量を繰り返す
だけの医師がいたとしたらどうでしょうか？

　がん疼痛にはオピオイドが最も有効な薬剤です．しかし，緩和ケア専門の医師と
いえどもがん患者の疼痛のすべてに対応できるわけではありません．現在のがん患
者の痛みの原因は複雑でかつ多岐にわたり，鎮痛法は非常に難しくなっています．

やはり「各分野の専門家に相談して，対応してください」というのが正しいあり方だと思います．もしオピオイドの種類を変えることと増量しか知らずに対応して「鎮痛手段（苦痛を和らげる方法）としては，意識を落とす以外にない」と判定して鎮静を行うような医者がいたとしたら，そのような医者に厳しい批判があって然るべきではないでしょうか．

患者さん・ご家族の苦痛が自らの対応能力と治療技術の枠を超えていることを察知して（それだけの知識が必要），「help me!」を発信して他の専門的ながん疼痛治療を模索しなければならない場合を日常の診療でも少なからず経験されているはずです．それにもかかわらず，諸般の事情（多くは自分の都合や能力・知識不足）から，苦痛緩和方法を自分の能力内に閉じ込めてしまうことにより，傾眠・鎮静（物いえぬ状態＝薬物的猿轡）になっている危険性はないでしょうか．

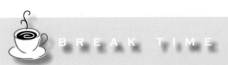

Reference 決死の覚悟で「免疫チェックポイント阻害薬」を使っている

大家基嗣氏は，次のように述べています（一部筆者改変[7]）．「免疫チェックポイント阻害薬（immune checkpoint inhibitor：ICI）は，いったんこの薬を使って免疫関連事象（immune-related adverse events）のスイッチが入ると，完全に off はできないといわれています．ですから免疫チェックポイント阻害薬を使い始める時には，我々は決死の覚悟で使っているというところがあるのです．（中略）だからといって，最近は分子標的薬（molecular target drugs）や ICI は最後の切り札としての薬剤ではなく，例えば現在の肺がんの治療では ICI は基本的にはファーストライン（first line）になっています．」

B R E A K   T I M E

───────── 消滅した「意識下麻酔法」が緩和医療に復活

「タラモナール」という薬剤をご存じだろうか．1970 年代に用いられた静脈麻酔薬である．ブチロフェノン系のドロペリドール（2.5 mg）と麻薬鎮痛薬フェンタニル（0.05 mg＝50 μg）の混合溶液で，強力な神経遮断薬と麻薬鎮痛薬の併用で意識下全身麻酔法 NLA（neurolept anesthesia）として脚光を浴びた．しかし，手術時にメスが入ると体動がみられ（麻酔の力価は 1MAC* 以下だったと推

察される）, 結局笑気などのガス麻酔を併用して意識を落とさざるを得なかった.

*MAC (minimum alveolar concentration)：麻酔の力価あるいは深度を表現する単位で, 50%の動物が皮膚切開時に体動を起こさない肺胞内の吸入麻酔薬の濃度を 1MAC とする.

本邦では鎮痛薬として麻薬ではなく麻薬拮抗性鎮痛薬ペンタゾシンが用いられる modified NLA として笑気あるいは低濃度吸入麻酔薬が使用され, 術後の鎮痛・鎮静に優れているとして使用された. しかし, ドロペリドールはハロペリドール（セレネース）へ, ペンタゾシンはフェンタニルへと取って替わられ, NLA はほとんど消滅したといってよい.

ここまで麻酔科医だった爺様医者の想い出話かと思って読んでいた人も「セレネースとフェンタニルの投与」と聞くと, 急に身近に感じられるのではないか. それは, 緩和医療領域では「せん妄患者」には普通に行われている処方だからである.

フェンタニル使用中の患者の化学療法中の吐き気対策としてハロペリドール（セレネース）が使用されることは珍しくないが, ほとんどが経口投与である. ハロペリドールの筋注とフェンタニル貼付薬（吸収経路としては皮下注投与と大きな差異はない）が行われるのは緩和医療領域ならではの組み合わせではないだろうか？　かつて麻酔科医によって手術室でしか使用されなかった組み合わせの薬剤投与が, 緩和医療領域では病室で, さらには在宅でいともたやすく行われていることになる.

ハロペリドールの副作用として錐体外路症状が知られているが, フェンタニルとの併用の NLA 麻酔では, mineralization（鉱物化）が起きるといわれていた. 麻酔覚醒後も静穏で痛みを訴えず, 声掛けには鈍いながらも応答してくれるという状況で, 医療者に誠に好都合な術後経過をたどる. しかし, 応答や反応状況は明らかに他の麻酔法と異なり, まさに mineralization（鉱物化）とは言い得て妙なる表現と感じた印象が残っている.

終末期のせん妄が, 深い持続的な「鎮静」を検討せざるを得ないような凄まじい状況になる場合があることは十分知っている. そんな患者さんに（ベースにはオピオイドが投与されている）セレネースを注射した後, やっとおとなしくさせられて眠っているような患者さんの顔貌を眺めていると, 内視鏡施行時などに鎮静薬を単独投与した患者さんとは異なって, NLA 麻酔がもたらす「mineralization」という言葉を思い出す. これも筆者が麻酔科医だったからだろう.

こんな感傷をもつのは筆者が所詮第三者の立場だからで, 介護者は, ともかく

早く静かにさせてやってくれ，みるに忍びない，と悲鳴を上げている．

　在宅で配偶者のせん妄に対応していた医療者（麻酔科医）の介護者は「経口投与や直腸投与じゃまどろこしくて……．どうして静注，せめて筋注をしてくれないんだ」と訴え，しびれを切らして自らフルニトラゼパム（サイレース）の筋注を行うようになった．

　第三者である医療者が筋注や静注を躊躇する理由は歴然としている．患者の苦痛が早急に緩和される利点よりも呼吸が止まる危険を重くとらえて，投与量や投与経路を限定してしまうからである[8]．

　手術室で行われる全身麻酔の NLA 法とほぼ同じ薬剤の組み合わせで，静脈あるいは筋肉内投与で活動性せん妄の治療を行おうとすると，入院中ならともかく在宅ではずーっと（少なくとも 1 ～ 2 時間は）傍らにいて，バイタルサイン（vital-sign）をチェックすることが必要になるので，どうしても呼吸抑制を恐れて中途半端な対応にならざるを得ない．その結果，患者は，そして介護者も怒り，時には悲鳴を上げている．

　元来医療従事者として緊急時の人工呼吸法の技術は必須なはずである．ましてオピオイドばかりでなく，強力な向精神薬を併用する緩和医療に携わる人間にはなおさらだと思うのだがいかがだろうか．

　緩和医療の現場で薬剤投与による副作用として実際に拮抗薬*や人工呼吸が必要になることは極めて稀である．しかし，拮抗薬*の使用法や人工呼吸法の技術さえ習得していれば呼吸抑制を恐れることなく，鎮痛・鎮静に必要な薬剤を状況に応じて最適な使用法で対応できるので，その利点は大きいのではないだろうか．

　*オピオイド拮抗薬：ナロキソン（＝ naloxon）
　　鎮静薬の拮抗薬：フルマゼニル（＝ flumazenil），ドキサプラム（doxapram）
〈爽秋会岡部医院電子回覧板「爺様医者の酔言酒語」より〉

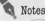 **Notes**　　　とどめを刺して下さってありがとう

「Dr.Takuya の心の映像（image）」[9] より一部改変して引用します．

＊　　＊　　＊

　苦痛緩和を目的とした鎮静，その鎮静を開始する要件として話し合われるべき事項，そしてリスクの説明をした上での治療でした．ドルミカムを少量から注射で持続投与しました．注射を始めても正直あまり効いていないなというのが実感でした．奥様は目をつむってはいますが，やはり汗はびっしょりで呼吸も速くそして力がなくなりつ

つあるのがわかります．息も小さくなってきました．これ以上薬を増やすのは危険だと思い，そのままの状態で見守りました．そして，治療を始めて半日後の翌朝にご主人が見守る中，静かに息をひきとられました．その死に顔は穏やかでした．

（中略）奥様がなくなって1か月が過ぎた頃に，担当していた看護師がお悔やみのハガキを書きました．そのハガキをきっかけに，ご主人がホスピスへやってきました．そして，入院してからの色んな出来事を語り合いました．僕とご主人の間に，過ぎ去った時間を愛おしく思う気持ちが共有され，ご主人は涙を流しながらもどこか満ち足りた気持ちがあることに気が付いていました．そして言われたのです．

「先生，妻に熱心に治療してくれて本当にありがとう．<u>最期は苦しまないようにとどめを刺して下さって，本当にありがとうございました</u>」．その表情には感謝こそあれ，僕を責めるようなものは少しもありませんでした．

（中略）「先生，本当に他に方法はないの？」と問いかける看護師，「あの薬は試してみたか」と確認する上司，その存在が不可欠なのです．苦しむ患者に相対して，自分も切羽詰まった気持ちになったとき，一度部屋を離れて冷静になることが必要なのです．

（中略）あれから数年が経ち，ご主人の言葉を反芻し続けています．そして，今在宅医療の現場で，自分が患者に関わる時には同僚が同時に居合わせないという危険な状態を実感しています．自分と患者，そして限られた家族という密室の中で，本当に公正な鎮静を判断できるのだろうか，「苦しいから楽にして」という患者，「もう楽にしてやってくれ」という家族と，結託して安楽死に近い動機で鎮静をしていないかと本心では迷っています．

そして僕は今，二つのことを強く感じています．

一つ目は，亡くなる前に苦しむ患者はいるという事実です．

自宅で過ごす患者は平穏で，ほとんど鎮静が必要な苦痛はないというエキスパート（expert）の意見は全く違っていました．自宅でも病院でもホスピスでも同じように，自分の力では平穏に死を迎えられない患者がやはり2割はいるということです（筆者注，106ページ参照）．この実感はホスピスで働いていたときと全く変わりません．自宅での鎮静は必要ないと考えているエキスパートは自称エキスパートです．恐らくホスピスや緩和ケアの訓練を受けて，自分の臨床観を検証していない可能性が高いと僕は感じています．苦しんでいる患者も数時間，長くても2日程度過ぎれば亡くなります．「死とはこういうものだ」と説明し，何も行動をおこさなければ，それはまた平穏な死としてカウントされるということです．また在宅の現場であれば，鎮静を始めるのに様々な道具，薬を準備する必要があります．その手間はやはり医師の心の負担になるには十分すぎます．病院では用意されていて簡単に使えた道具と薬は，在宅では自分が手配し揃える必要があります．また，その道具と薬は，自分が自らスケジュー

ルを調整して，できるだけ早く患者の元に届け，自らの手で始めなくてはなりません．

　僕はこの手間を惜しまないし，いつも準備しています．亡くなる間際になり苦しむ患者にすぐ処置ができる準備です．

　二つ目は，看護師や薬剤師，ヘルパーといった医療や介護の同僚，さらには家族には鎮静をさせないということです．

　ホスピスで働いていたときにも，自分は治療の指示をするに過ぎず，実際に注射器に薬を詰めて針を患者に刺すのは看護師です．看護師は医師の指示で鎮静を始めたとしても「自分が患者に加害した」という罪の意識が芽生えるのは当然のことです．この辺り医師は非常に鈍感です．医師はカルテの上や，電子カルテのディスプレイで鎮静剤の量を決めています．どこかバーチャル（virtual）なのです．僕は開業し在宅で患者の鎮静に関わるようになり，自分で道具と薬を運び，患者の家でアンプルを切り，注射器に吸い，道具を用意し，針を患者に刺すという行為を噛みしめながら，治療するという自分の責任を本当に強く意識するようになりました．（中略）また，鎮静を始める度に自分が実際に患者の家に行かなくてはなりません．もちろん雇用した看護師に（私の医院には看護師はいません）処置を預けることもできるかもしれませんが，僕はそうしようと全く思わなくなりました．

　このような注射で鎮静する手間を省くために，ダイアップのような坐薬を多用する医師もいます．処方した坐薬は家族や訪問看護師が患者の肛門に入れることになります．医師は滅多に自分の手で坐薬を入れることはないでしょう．鎮静に坐薬を使うことが時にはいかに危険であるかを意識するようになりました．坐薬は一度投与すると中止ができません．注射は針を外せばそれ以上薬が入ることはありません．しかし，「あ！効き過ぎている．大変だ！」と思っても坐薬は一切中止ができません．もちろん，亡くなる直前の状況で鎮静は行われますから，鎮静を始めてからすぐに亡くなることもあるでしょう．しかし，どれだけ検証しても亡くなる時が来たのか，薬が効きすぎたのか完全に検証することはできません（筆者注，143ページ参照）．

　坐薬を使用し鎮静を実施した看護師や家族の体験はどうでしょう．「あの時に薬を使った自分のこの手で入れた薬が，患者，大切な家族の死を招いてしまった」と悔やんでいる看護師や家族を僕は知っています．どれだけ，「いや，あれは薬のせいではない」「必要な治療だった」「きっと患者は楽になり救われたはずだ」と医師が話しても，自分の手を汚してしまったような嫌な感触は，恐らく時間と共に消えることなく，むしろつらい体験として心に残るのではないでしょうか．

　僕が考えてたどり着いた結論は，あのご主人の言葉を借りれば「自分の同僚や，家族に患者のとどめを刺させてはいけない」ということです．

「眠気なき無痛終末期」 実現のための提案

　淀川キリスト教病院の名誉院長の柏木哲夫先生は「生まれる時に『助産婦』が必要なように，亡くなる時には『助死婦』が必要だ」とおっしゃたことがあります（当時はまだ看護婦，助産婦と呼ばれていました）.

　産婦人科では「赤ちゃんに話し掛けることができるようにと，意識ある無痛分娩のための鎮痛医療がある」のなら，緩和医療科では「難治性のがん疼痛があっても，看取る人に話し掛けられるような意識を保つ終末期のための鎮痛医療があってもいいじゃないか」.

　これまで述べてきたのは，オピオイド開始時の有効性の有無の判定を厳重にすることと，「疼痛時頓用投与」を名実ともに「レスキュー（rescue）＝痛みからの救助」に再構築することでした.

　この頃ではこれに加えて，専門的ながん疼痛治療も考慮することを挙げたいと思います. ここでは神経ブロック，脊髄鎮痛法，放射線療法，理学療法を取り上げます.

1）神経ブロック

　第Ⅰ章でも述べましたが，WHO方式のがん疼痛治療法が普及するまで，本邦のがん疼痛治療を担ってきたのは神経ブロック療法です. その威力について筆者は「『和痛』ではなく『除痛』」だと考えています. しかし欧米では，神経ブロック療法は痛みの治療法としては一般的ではありませんでした. その理由として，神経ブロックが優れた鎮痛手技であることは十分に認めながらも，その技術の習得が難しく限られた医師と施設でしか行われないことが挙げられています. しかし，欧米でもWHOのがん疼痛治療法で対応できない難治性疼痛の鎮痛手段として神経ブロックなど侵襲的（invasive）な鎮痛法が見直されてきているとも聞いています.

　がん治療・緩和医療の進展そしてオピオイドの普及をこの目でみて，がん疼痛に有効な神経ブロック法として推薦できるのは次のような手技だと考えています.

a）腹腔神経叢ブロック

　適応：胃がんや膵臓がんなど上腹部臓器のがんの痛み.

　腹腔神経叢ブロックは，Th12-L1椎間板造影と同じ方法でブロック針の針先を椎体の前方のretrocrural spaceへ誘導しアルコール（神経破壊薬：神経を年単位で遮断する）15〜20mLを注入します. これによって内臓神経と腹腔神経叢の双

方を遮断することが可能です.

　アルコール注入直後に低血圧をきたしますが，その他には知覚麻痺や運動障害を伴わずに，膵臓がんなどによる背部痛を伴う上腹部痛に極めて有効です.

　さらに本法は double-blind 法によっても有効性が認められているエビデンスのある手技で，Oliveira[10] や WHO のがん疼痛治療法（1986）でも「可能な施設ではぜひ行うべき神経ブロックの1つ」として推奨しています.

　さらに切除不能な膵臓がん患者に対する腹腔神経叢ブロックと薬物療法を比較したメタアナリシスによる検討でも，腹腔神経叢ブロックが薬物療法に勝ったという報告もあります[11].

Reference　オピオイドによる便秘の治療にも有効

　この手技は，交感神経の遮断による腹部臓器支配の血管拡張に伴う血圧の低下を期待して本態性高血圧の治療として開発された方法です.

　交感神経の遮断による二次的効果で副交感神経優位になり，腸管運動が亢進されます.そのため教科書では腸閉塞・狭窄のある場合は穿通・穿孔の危険があると記載されていますが，実際にはそのような報告はなく，むしろオピオイドによる便秘の軽減が，おまけの効果として付加されるように思われます.

　蠕動亢進の影響とは言い切れませんが，内視鏡的胆管ステント（stent）挿入例など乳頭部切開を行っている患者さんでは逆流性胆管炎の発症頻度が増えるような印象をもっています.

Memories　イメージが悪いから？

　安倍晋三前総理の父親の晋太郎氏，「みんなの党」の渡辺喜美代表の父親の美智雄氏は，麻薬使用というイメージは政治的な悪影響が強いという理由で，モルヒネの投与は行われず，極秘で腹腔神経叢ブロックを受けて，傍目には何事もないかのように要職に就いたまま政治的活動を続けました.

---

b）くも膜下フェノールブロックの変形のサドルブロック（saddle block）

　適応：直腸がんなどによる肛門部（会陰部）痛

　肛門部・会陰部の痛み，特に排便や排尿に伴う痛みは，オピオイドが効きにくい痛み（腫瘍による炎症に伴う痛みと腸管蠕動痛と肛門部括約筋の収縮に伴う運動痛

の混合性疼痛*）のため，時に難治性疼痛として大量のオピオイドに加え，神経障害性の痛みとの診断で種々の鎮痛補助薬が使用されている場合も少なくありません.

　　　　*羞恥心を伴う部位なので患者さんからの詳しい説明や医療者側の詳細な診察もおろそかになりがちで，痛みの増強因子や誘発条件などについての情報が得られにくいことも，難治性疼痛たる要因の1つの理由だと思われます.

　治療法の1つに腔式手術の麻酔法として用いられるサドルブロック法を応用して，座位にて，L5-S1間でくも膜下腔穿刺をしてフェノールグリセリン（神経破壊薬）を 0.2 ～ 0.3 mL 注入します. フェノールグリセリンは高比重ですからくも膜下腔の下端に沈みます. その結果，両側の S4-5 領域が遮断され，肛門周囲に直径1 ～ 3cm くらいの知覚脱失領域が作られて，肛門部の痛みが消失します.

　肛門括約筋の麻痺による排便障害と，場合によっては排尿障害も起こる危険性も少なくないので，人工肛門やフォーレが挿入されている症例が最もよい適応になります.

Reference　肛門部痛への治療と診断の工夫

　排便・排尿障害は，これらが日常の基本的動作であるばかりでなく，羞恥心や尊厳にも関わる事柄ですから，本法の欠点を補う手技として，いろいろな対応が考えられてきました.

　その1つが，筆者が行っていた仙骨硬膜外アルコール連続注入法です.

　L5-S12 間から尾側に，仙骨裂孔から頭側に，仙骨硬膜腔にカテーテル（先端が単孔式がよい）を挿入留置して，カテーテルを皮膚に固定した後に，注入ポンプで微量（0.5 ～ 2 mL/h）の局所麻酔薬を連続注入し，鎮痛状態と知覚低下領域と運動麻痺や排尿・排便障害のないことを1～2日間確認（必要なら注入量とカテ先の位置を変更調整）してから，同量のアルコールをより遅い速度で連続注入する方法です.

　いずれは腫瘍の進展により排尿・排便障害が起こると予想される症例に限定していましたが，くも膜下サドルブロックを行うまでのつなぎとしては有用な方法です[12].

　2つ目として排便時痛（便が肛門を通過する時の痛み）の診断法と対応についての知見を述べましょう.

　直腸がんなどの浸潤に限らず，頻回の下痢，反対に便秘で硬い便塊が排出されるなどによって肛門部に爛れ・擦過傷・細かい裂傷がある場合には，便が肛門を通過する時に強い痛みが起こります.

　これは，力んで肛門を広げ，ウォシュレット（washlet）の洗浄を"強"にして肛門に当てると水が染みることで患者さん自身で確かめられます（より確実に診断するなら水流温度を下げます．どの歯が痛むのかを探す時に冷たい風や水を吹き付けるのと同じ理屈です）．

　水流によって患者さんが痛みを感じる部位と排便時痛の位置とが同じであればキシロカインスプレーを直接噴霧したり局所麻酔薬の注射液を直接塗布*して1時間以内（局所麻酔薬の持続時間以内）に排便をしてもらい，痛みの状態をチェックしてもらいます．

> *キシロカインゼリーは禁忌：肛門周囲の襞の中に入り込んだゼリーが乾燥して固まり，薄い貝殻のようになって肛門部に裂傷を負った例を経験しています．

　排便時痛がより奥の方だと思われる場合*は，キシロカインスプレーの液（4％と高濃度に設定されているので，心配なら注射液やうがい薬でもOK）を綿棒（スポンジ棒）に浸み込ませて肛門孔より3～4cm付近まで塗布した後，同じように1時間以内（局所麻酔薬の持続時間以内）に排便をしてもらい，痛みの状態をチェックしてもらいます．

> *痛みの感覚の特徴の1つですが，ある部位に強い痛み刺激が加えられると，その部位が痛い場所と違っていても，その場所を基点としてそれより奥とか，左側，右側とか，それまで漠然としていた痛みの部位がより具体的にわかる傾向がみられます．

　この方法で痛みが軽減するようならば，痔疾患用の坐薬や注入剤が有効な場合があります（これらの薬剤には副腎皮質ホルモンとともに必ず局所麻酔薬が含まれていますから，ジブカインなど強力な局所麻酔薬混合剤の方が効果的）．入り口近くなら坐薬，より深い場合なら注入タイプを使用することで鎮痛されることがあります．

　応用編として，婦人の外陰部の痛みの診断や治療にも使用することができます．

c) 三叉神経（各枝）ブロック・三叉神経節ブロック

　適応：上・下顎がんや舌がんなど顔面部の痛み．

　<u>三叉神経各枝ブロック</u>：疼痛部位を支配する上顎神経，下顎神経，舌神経の各神経が頭蓋底の孔を出た部位に針先を誘導して，遮断します．

　<u>三叉神経節ブロック（顔面半側に広がった痛み）</u>：頬部よりブロック針を刺入して，卵円孔を経て，頭蓋内にある三叉神経節内に針先を位置させ，アルコールを注入します．これによってブロック側の顔面半側の知覚が消失し，除痛が得られます．

　顔面の表情などをつかさどる運動神経は顔面神経ですから，このブロックによって知覚は脱失しますが，顔面麻痺のように顔が曲がることはありません．

　現在は，Ｘ線透視下で針を操作しますし，神経破壊には高周波熱凝固（パルス高周波法を含む）が用いられますので，安全性や確実性は大きく改善されました．

なお，γ-ナイフによる三叉神経節ブロック法も行われていると聞きますが，手技，効果についての詳細は不明です．

d）肋間神経ブロック（胸部の痛み）

体表に近く，胸腔穿刺の経験があれば比較的容易に行える手技です．がん疼痛のみならず手術後の胸腔ドレーン抜去孔の痛みなどもよい適応となります．疼痛部位が肋間神経1〜2本領域であれば，神経破壊薬（高周波凝固）の使用により長期間の除痛も期待できます．

2）脊髄鎮痛法（spinal analgesia）

現時点ではくも膜下モルヒネ注入法（くも膜下脊髄鎮痛法）はがんに限らず難治性疼痛に対して傾眠・鎮静を伴わない最も強力な鎮痛手段だと考えています．

鎮痛機序としては脳脊髄液（CSF：cerebrospinal fluid）に投与されたモルヒネがCSF中に拡散して脊髄後角にある主としてμおよびκオピオイド受容体に結合し，鎮痛作用を発現します．背髄のオピオイド受容体への直接作用なのでモルヒネ投与量は経口投与の1/300，静注・皮下注射の1/100，硬膜外投与の1/10量で同等の鎮痛を得ることができます[13]．

投与経路としては，くも膜下腔に投与するくも膜下脊髄鎮痛法と硬膜外腔に投与する硬膜外脊髄鎮痛法があります＊．

> ＊名称について：脊髄鎮痛法とは，オピオイドを脊髄のオピオイド受容体に直接作用させて鎮痛を得る手技をいいます．注入する薬液は，モルヒネと局所麻酔薬の混合液で，注入ルートと部位により，くも膜下脊髄鎮痛法と硬膜外脊髄鎮痛法とに分けられます．単に「脊髄鎮痛法」という場合にはくも膜下脊髄鎮痛法を意味します．

局所麻酔薬併用の脊髄鎮痛法は神経ブロックや手術時の硬膜外麻酔と混同されやすい（実際に術後疼痛管理法としても広く使用されているのでなおさら）のですが，鎮痛治療としてオピオイド併用で用いる局所麻酔薬は，神経のインパルス（impulse）の伝達遮断による麻酔作用よりも，"Na^+channel遮断薬"としてオピオイドの効果を増強する作用を期待して用いられると考えられ，神経ブロックや麻酔で用いられる濃度よりもはるかに低い濃度で用いられます．したがって臨床的には知覚低下はもちろん運動麻痺を起こすこともありません．

欠点としては，施行するためには麻酔科学的な熟練した技術を要すること，溶液の注入部位が脳脊髄液内ですから，維持管理する上で，針や薬液の交換やポート部

位の消毒などにより厳重な感染防止対策とオピオイドや局所麻酔薬の濃度や注入速度の調節と確認作業に細やかな配慮が必要になることなどが挙げられます.

Notes 絶妙な取り合わせ

脊髄鎮痛法における局所麻酔薬とモルヒネの組み合わせは,お料理の世界における「鱧とマツタケの土瓶蒸し」に例えられるほど,痛みの治療では絶妙な取り合わせだと思っています.

その理由は,生理的食塩水を溶媒にして局所麻酔薬を使用しない場合は,純粋なオピオイドの脊髄鎮痛で,交感神経の遮断もないので,PS(performance status)が低い症例にも適応があります.全身状態と痛みの状況に合わせて溶媒に加える局所麻酔薬の濃度を変化させることによって"Na^+ channel遮断"の増強による鎮痛力の強化,さらに局所麻酔薬の濃度を上げれば神経ブロックの効果を上乗せすることができます.そしてより濃度の高い局所麻酔薬を用いれば麻酔効果も発現して神経障害性疼痛にも対応が可能となります.そこで,冒頭に述べたように,現状では最強の鎮痛法だと申し上げたのです.

Reference くも膜下脊髄鎮痛法と硬膜外脊髄鎮痛法の違いについて

▶解剖からみた違い

まず解剖です.脊椎の棘突起の間の皮膚表面から背骨の中心にある脊髄に向かって進むと,皮膚→棘上靱帯→棘間靱帯→黄靱帯→硬膜外腔*(疎な脂肪層)⇒硬膜・くも膜→くも膜下腔*(脳脊髄液→脊髄)という順序になります.

> *硬膜外腔といわれてはいますが,解剖学的には「腔」が存在するのではなく,血流が豊富な疎な脂肪層で,薬液の注入などの場合は生理学的には「腔」と同じような機能を果たすのでそう呼ばれています.くも膜と硬膜は密着しているので,機能的には1枚の膜として硬膜と扱われますし,名称も硬膜ですが,なぜか密着した2枚の膜(硬膜の奥の腔)は硬膜下腔と呼ばれるよりもくも膜下腔と呼ばれます.2枚の膜の外側にあるのが硬膜ですから,外側の膜に面している腔という意味で硬膜外腔,内側膜に面しているという意味でくも膜下腔というのだと考えられます.

くも膜下脊髄鎮痛法は,くも膜下腔の脳脊髄液の中にモルヒネ・局所麻酔混合溶液が注入されます(コップの中に微量のインクを垂らしたような広がり方).硬膜外脊髄鎮痛法は硬膜外腔の疎な脂肪層の中にモルヒネ・局所麻酔薬混合溶液が注入されます(目の詰んだ綿やスポンジに微量のインクを注入したような広がり方をしているはず).

しかし,硬膜外腔に注入されたモルヒネ溶液はじわじわと広がって,神経根に沿っ

てくも膜下腔に浸潤して，結局はくも膜下腔内の脳脊髄液に混入して脊髄のオピオイド受容体に結合することによって鎮痛効果を発現します．ただ硬膜外腔の疎な脂肪層には血管が豊富に分布しているので，じわじわと浸み込んでいく間に大部分（注入した量の9/10）が血流で運ばれて，実際に脊髄鎮痛法としての効果は1/10しかないことになります．

> ▶生理学からみた違い

　今度は生理学です．くも膜下腔の脳脊髄液内への注入と聞くと，俗称ルンバール（腰椎麻酔）といわれた盲腸手術時などの麻酔の後の体位制限を思い出した方も多いと思います．硬膜外脊髄鎮痛法はもちろん，くも膜下脊髄鎮痛法も注入される溶液は脊髄液と等比重（1.005～1.010）で，注入量は微量ですから，頭を高く保持するなどの体位制限の心配はもちろん，持続注入ポンプ使用中でもベッド上安静臥床などの配慮も無用です．

> ▶歴史からみた違い

　次が歴史です．脊髄鎮痛法は，一般の鎮痛法としてはなじみが薄い手技かもしれませんが，手術の麻酔や術後痛の分野では決して珍しい方法ではありません．1901年北川乙治郎先生によりなされた「外科手術に際して脊髄くも膜下麻酔にモルヒネを添加し，長時間の無痛効果が得られた」という報告に始まり，硬膜外脊髄鎮痛法は手術の麻酔・術後痛対策として1980年代には一般的に行われていた手技です（15～16ページ参照）．

　携帯用の持続注入器を用いての硬膜外脊髄鎮痛法は，臥床による術後の腸管蠕動運動抑制および下肢の筋肉の廃用性萎縮防止，静脈血栓予防のため，術後早期から積極的に体位交換や歩行などのリハビリテーションが行われるようになると，周手術期の必須手技となっていきました．

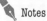 **Notes**　CADDのポンプのカセットの意味すること

　現在広く使用されているCADDの携帯型精密輸液ポンプの薬液充填用カセットには白と黄色の2種類があります．白のカセットはPCA（皮下・静注用），そして黄色いカセットはPCEA（硬膜外鎮痛用）と記載されているはずです．すでに専用の使用器具も普及して販売されているほど脊髄鎮痛法は，緩和医療分野以外の領域では普通に行われている鎮痛治療の手技です．

　しかし緩和ケアに携わる医療者の多くは，麻酔科出身者（麻酔科崩れ）以外には硬膜外脊髄鎮痛法によるがん疼痛治療については知識がなく，こんなお手紙をいただいたことがあります．

　拙文「勿忘（わすれな）のとき」[14] の感想文として，日本死の臨床研究会の前世話人代表であり「緩和ケア界の良心」ともいわれている（筆者がいっているだけかも）末永和之先生から，「山口日赤の緩和ケア病棟開設の頃，骨盤内浸潤患者でモルヒネの持続静注に加えて種々の鎮痛補助薬の投与も効果なくどうしても取れない痛みに，麻酔科の佐野先生に硬膜外脊髄鎮痛法を行ってもらって，患者さんから『あのひどい痛みがこんなにも楽になるなんて』と感激されたことを思い起こします」と書いておられました．

　麻酔科のペインクリニック医が言うのと違って，末永和之先生がいわれると，通常のオピオイド鎮痛で苦労されていた痛みへの硬膜外脊髄鎮痛法の鎮痛効果を納得されるのではないでしょうか．

Notes　傾眠を避けるために麻酔科医自らが選んだ鎮痛法とは？

　2008 年に放送されて話題になった倉本聰氏脚本の医療テレビドラマ『風のガーデン』で，主人公の一人である麻酔科医 白鳥医師は自らが膵臓がんに罹患します．自分でがんの痛みの治療を行います．当初は MS コンチン錠，そしてフェンタニル貼付薬（当時はデュロテップ）へと移行し，良好な鎮痛状態のままで医師として麻酔科医の仕事を継続していましたが，病状の進行に伴って痛みの増悪とオピオイドの増量で傾眠が強くなってくると，最期まで意識を正常に保ちながら自己決定能力を維持したいという強い希望から，硬膜外脊髄鎮痛法に切り替えました．ドラマの上ではありますが，白鳥先生は最後までお話することができて，すべてを自分で選択・決断していました（医療指導は旭川医科大学の麻酔科だったと思います）．

a）硬膜外脊髄鎮痛法

　長期に脊髄鎮痛法を維持する場合には，感染予防のため薬液注入用のポート（port，硬膜外専用のポートを使用）やカテーテルを皮下に埋め込む埋没法（後述のくも膜下脊髄鎮痛法を参照）が用いられます．しかし，一時的あるいは短期間の場合は埋没法ではなく，通常の硬膜外ブロック時のようにカテーテルを体外留置したまま維持する方法で十分対応できます．

　むしろ以下の 4 つの場合は，体外留置の硬膜外脊髄鎮痛法の方が有用と考えられます．

①激しい痛みの一時的な回避方法としての使用

　がん患者が突然激しい痛みを訴えたからといって，すべてが突出痛とは限りませ

ん．骨折，消化管の穿孔・疝痛，肝臓皮膜の破裂，尿管結石などの，脂汗を流しながら痛みを訴える器質的な原因の場合も少なくありません．とりあえずはオピオイドの静注が行われますが，それでも鎮痛が得られない時などに劇的な鎮痛効果を示すのが硬膜外脊髄鎮痛法です．その後の検査も円滑に行えます．

② くも膜下脊髄鎮痛法への移行のための予行演習

　在宅移行時の疼痛管理として行う場合には，くも膜下脊髄鎮痛法の疑似体験ともいえる本法を試行して，鎮痛された場合だけくも膜下脊髄鎮痛法へ移行するという方法での IC（informed consent）が行われる必要があると思われます．

③ Polypharmacy 状態の投与薬剤整理時の鎮痛法の担保として

　使用中の鎮痛補助薬や向精神薬の効果が混然となった場合，最も確実な方法は，投与中の薬剤を一度中止して，改めて組み直すことです．その場合，新たに投与する薬剤の効果を確認するためにも明瞭な意思表出能力と鎮痛だけは確保しなければなりません．この場合に最も有効な手段は本法です．この薬剤効果確認のための支持療法として行った硬膜外脊髄鎮痛法が良好で，これを契機に長期のくも膜下脊髄鎮痛法に移行した症例も少なくありません（② でくも膜下脊髄鎮痛法の予行演習とした理由もここにあります）．

④ 放射線療法のための鎮痛法（PCEA: patient control epidural analgesia，患者自己調節硬膜外脊髄鎮痛法）

　骨転移痛の第 1 選択はいうまでもなく放射線療法で，放射線科医は「照射中，照射台に一定の体位でじっとしてくれさえすればどんな症例でも照射する」といいます．しかし臨床現場では，現在痛みのある有痛患者が照射台に載って，一定時間同じ姿勢を保つことが難しいのです．一般的には，事前にオピオイド投与が行われていますが，かなりの量であっても医療従事者の良心の呵責を和らげるための自己満足と，強い眠気によって痛みを訴えられない薬物的猿轡状態を誘発しているだけだと考えられます．それは放射線照射が適応になるがん疼痛は A-δ 線維経由の新たに加わる侵害刺激による痛みだからです．もしオピオイドで鎮痛される痛みならば，わざわざ患者さんに辛い思いをさせて放射線治療を行う必要がないでしょう．もし有用な方法があるとすれば麻酔です．しかし，照射中は患者の傍らにいることはできないので，深い鎮静や麻酔は，呼吸抑制などの危険を伴います．PCEA はコミュニケーションの維持が可能で，患者自身が調節できる唯一の鎮痛法だと考えます．

Notes　　大腿骨骨折のある患者の透視台への移乗は「そ〜っと」

　診断目的で，骨折のある患者さんをX線検査の透視台に移乗せざるを得ない場合があります．骨折部の動きは新たに加えられる痛み（身体防御機構による痛み）なので，鎮痛薬による予防的な鎮痛処置は困難です．筆者はPCEAが唯一の手段ではないかと考えていましたが，ある緩和ケアの施設で行われた移乗の方法に胸が熱くなる思いをしたことがあります．それは人手でした．3人の看護師を足持ち（整形外科の手術時に下肢を術者の命令で動かす役割の助手の名称）として配置し，患者さんに声を掛けながら痛みを起こさせないように呼吸を合わせ「そ〜っと」透視台に移乗し，上手に固定し，また「そ〜っと」ベッドに戻したのです（秋田県外旭川病院の緩和ケア病棟の看護師たち）．

　看護師は，時に医者には理解できないような不思議な動きをする時があるように思われます．どんな場合でも，どんな状態にある患者さんにも（意識のない全身麻酔中でさえ），筋肉あるいは皮下注射をする時には必ず「チクッとしますよ」と声を掛けます．その一方でオピオイドの過量による意識消失でも，他の疾患による意識消失でも，どこかに飛んで行ってしまった「意識」を必死で呼び戻すかのように，大声で名前を呼びながら，かなり執拗に頬を叩きます（「痛み刺激を与える」という点ではどちらも同じですが）．

b) くも膜下脊髄鎮痛法

　適応は硬膜外脊髄鎮痛法と同じですが，その鎮痛力はより強力で，前述のごとく現時点では最強の鎮痛法と考えています．さらに感染予防のため，体外留置法での施行は禁忌で，必ず埋没法で維持します．そこでくも膜下腔へのカテーテルの留置，埋め込み用ポートを接続する手術と，持続的にしかも正確に注入できる微量注入ポンプなどが必要になります．

• Case report：持続的鎮静を回避できた症例

　子宮がん＆付属器浸潤，肺転移，がん性腹膜炎，45歳女性．

　フェンタニルの持続静注1.5 mg/日で，flash（頓用での"早送り"）回数が15〜16回/日に及ぶ．呼吸数は8〜10回/分，ほぼ傾眠状態が続いている．Flashすると少しの間は眠くなって眠るようだが，痛みが楽になったという感じはせずにすぐに痛みで目を覚ます．

　まだ患者自身は若く，子も幼いので鎮静の容認はないが，両親（特に母親）は，事実上意思疎通は難しく眠っているのと同じだから，苦痛が少ないのなら持続的な

深い鎮静も考慮したいという考えがある．緩和医療科と麻酔科医との合同カンファレンスにてくも膜下脊髄鎮痛法を行うことにする．

モルヒネ 10 mg ＋生理的食塩水 49 cc（計 50 cc）を 0.5 cc/h（＝ 12 cc/ 日）で開始し，疼痛時の頓用は 1 時間量を flash とする．3 日目頃にはこれまで使用していた薬剤の影響も消失して意識も明晰，会話も正常になり，疼痛時は NSAIDs の坐薬で疼痛コントロールは良好になり，1 週間後にはくも膜下カテーテル，ポートを埋め込み，当院の在宅医療へ移行した．

 Notes オピオイドの用量は～mg，流量は～cc で

オピオイドを持続注入ポンプで使用する場合には，オピオイドの用量は mg，流量は cc で表示するように指導してきたのですが，いまだに浸透していません．しかし，くも膜下脊髄鎮痛法においてはこの表記法の厳守が絶対必要条件です．用量，流量ともに微量ですし，双方の誤認は生命維持に直結するからです．

ちなみに，筆者が大学やがんセンター時代，看護師や若手医師からの緊急電話を途中で切ってまで，執拗に厳守することを要求したのは，モルヒネ投与時の呼吸数のチェックの報告と脊髄鎮痛法の時の，モルヒネ用量は mg，流量は cc での報告とカルテへの記載でした．

• 服部正治先生の提言

本法に習熟した服部正治先生（現中部徳洲会病院疼痛治療科）が 2010 年の日本緩和医療薬学雑誌 3 号に掲載された「がん性疼痛に対するくも膜下鎮痛法」の提言[15]を紹介します（一部筆者改変）．

＊　＊　＊

本法による鎮痛法を導入する以上は「有効性」と「安全性」を看取りまで継続的に提供できる体制を担保する必要がある．ここで述べる「有効性」とは，薬液の途絶をきたさないこと，微量持続注入ポンプの維持管理，薬液の補給などが継続して実施できること，持続カテーテルトラブルの予防とトラブル発生時の対応ができること，「安全性」とは，持続カテーテル挿入部位の決定，感染予防または感染時の対応ができること，中枢神経軸経路のシステムが機能しなくなった場合の対策が取れることであり，支援する医療スタッフが薬剤の投与経路の意義，有事の対策について周知されている必要がある．薬剤師にとっては安全キャビネットなどでの無菌操作による PCA（patient control analgesia）注入用ポンプへの薬液充填作業は必

　要不可欠であり，薬（病院）‐薬（調剤薬局）連携が重要な"鍵"となる．使用する注入器は，持続皮下注，持続静注にも用いられるものであり，非電動式の携帯型ディスポーザブル注入ポンプと電動式の携帯型精密輸液ポンプの2つに大別できる．いずれのポンプも持続投与機能に加えて疼痛時にレスキュー投与ができる，つまりPCA機能がついているものを用いる．（中略）

　オピオイドの全身投与からくも膜下脊髄鎮痛への選択の適応を以下に示す．

【緩和医療におけるくも膜下鎮痛の適応】

①全身投与では鎮痛不十分または治療に難渋する有害事象の存在

　　悪心・嘔吐，便秘，眠気

②高用量のオピオイド使用でも疼痛管理が不良の場合

　　投与量に限界（剤型上の制約など）

③中枢神経軸に局所麻酔薬を添加することでQOLが改善する場合

　　神経障害性疼痛，頻回な体動時突出痛，腸管内圧↑を伴う内臓痛

④患者の強い希望（くも膜下脊髄鎮痛法のリスクを十分認識したうえで）

【全身投与から背髄くも膜下経路への変更による利点と欠点】

〈利点〉

①オピオイド必要量を低減し，副作用を解消する

　　・背髄くも膜下モルヒネ鎮痛では経静脈投与の1/100量が等鎮痛用量である

　　・安静時痛に関しては貼布薬対応が可能だが，高用量では突出痛の対応が困難な場合が多い

　　・徐放性オピオイド製剤は一般に高価で，長期間使用患者の自己負担コストは時に平均月収にも相当することがあり，経済的困窮に陥る事例も稀ではない（筆者注：後述のNotesを参照）．

②オピオイドの全身投与によって生じる傾眠・便秘・せん妄が解消できる

③局所麻酔薬の添加により神経障害性疼痛の治療が可能になる

〈欠点〉

①入浴の制限など日常生活制限がある

　　・定期的消毒や投与機器の交換など医療者の介入が必要である

②一過性の副作用として，導入初期の尿閉や呼吸抑制の可能性がある

③持続注入カテーテルに関する合併症

　　・感染（髄膜炎），髄液瘻（髄膜穿刺部位，アクセスポート部からの髄液漏出），カテーテルトラブル（閉塞，屈曲，破損），カテーテル先端の変化（線維化，

狭窄，炎症性肉芽）など

 Reference 抗凝固薬使用中の患者さんへの侵襲的鎮痛法の問題点

　神経ブロック・背髄鎮痛法がいかに有効な鎮痛法であっても，対象となる患者さん
が担がん状態でしかも高齢者となると，大きな障害となるのが抗凝固薬の使用です.
侵襲的な鎮痛法には抗凝固薬の投与中止を考慮せざるを得ませんが，鎮痛法自体の利
点・欠点はかりでなく，抗凝固薬中止による危険性についても十分な説明が必要にな
ります.

 Notes 医者は疎いけど

　徐放性オピオイド製剤は一般に高価で，長期高用量患者の自己負担は時に平均月収
に相当することもあります.　その点モルヒネは廉価です（10 mg 注射液は約 300 円／
ample）.　しかし，最近は化学療法の薬価が高くなったので，その陰に隠されてオピ
オイドによる経済的負担はあまり目立たたなくなっています.　しかし訪問看護師の立場
から，広島市の YMCA 訪問看護ステーション・ピースの濱本千春さんは，「金がない
と治療ができない，緩和ケアも受けられない.　大袈裟に聞こえるかもしれないけれど
現実である.　20 年前は高額認定限度確定額が払えないという人はたまに居た.　今は毎
回の受診後や薬局での支払いができない人は確実に増えている.　医療者が最良の治療
だと選択・提供することが患者やその家族の今日の夕ご飯や，子供が明日持っていく
給食費を奪う可能性があることを，我々は自覚する必要がある[16]」と述べておられま
す.　したがって，「徐放性のオピオイドは高価」という言葉は，決して無視できる事柄
ではないのです.

　　　　　　　　　　　　　　　　　　　　"直線の終点"から"円周上の点"に

　2000 年 10 月に緩和ケアセンター立ち上げに携わった一員として，この 20 年
で感じている大きな変化がある.　それは，患者の流れ方である.　我々は一般病棟
から緩和ケア病棟や在宅緩和医療への流れを，がんの治療から「終の棲家」への
一方通行（直線的流れ）と考え「システム作り」をしてきた.　しかし，がん治療，

特に化学療法の進歩と少子・高齢化（多死・独居）社会の影響による医療環境の変化を受けて，緩和ケア病棟もがん治療・療養サイクル（cycle）の一つとして位置づけられるようになった．その時々の患者・家族の状況に合わせて治療病棟・緩和ケア病棟・在宅の中で最もふさわしい療養場所に移動する「円」の動きが定着してきたからである．

　そのような流れの中で病院施設に望むことは，病院でしかできない治療および緩和医療を積極的に行ってほしいということである．その代表が化学療法や放射線療法，そして腎瘻などの外科的処置である．そして「痛みの治療屋」としては，どうしても神経ブロック法・脊髄鎮痛法の再評価を提唱したい．

　モルヒネしかなかった平成初期に，硬膜外脊髄鎮痛法による疼痛管理で，とにもかくにも病院での緩和医療から在宅看取りまでを行ってきた．在宅で，布団に横たわる患者に合わせて，医者が畳に腹ばいになってブロックを行ったこともあった．20年を経て，集まり散じて人は変われど，痛みの治療の目標が「除痛」であることには何ら変わりはない．新薬ばかりに目を奪われることなく，温故知新も含めて除痛を目標として最も有効な方法を用いることにこだわり，研鑽するのが病院の緩和ケア病棟や緩和ケアチームが果たすべき大切な役割りだと考えている．

〈東北大学病院緩和ケア病棟誌「七つ森」より改変〉

3）放射線療法

　骨転移はがん疼痛の代表的なものですが，腫瘍組織そのものは無痛です．骨転移巣が痛むのは，転移した骨に由来する腫瘍細胞による発痛物質や，骨の内圧の上昇や骨の機械的強度の低下による骨の中や骨膜にある感覚神経の終末への刺激による痛みと，腫瘍の進展・増大による神経根などへの浸潤・圧迫で生じる痛みとがあると考えられますが，臨床上両者を区別できるわけではありません．さらに放射線治療による鎮痛効果の機序は十分に解明されているわけではありませんが，骨転移痛発生の様々な段階に働きかけているものと考えられています．

　有痛性の骨転移に対する第1選択は放射線療法で，有痛性骨転移に対する外照射による鎮痛の有効率は60〜90%ともいわれ，緩和的放射線治療の中では最もエビデンスの得られている領域です．鎮痛効果は，照射開始後2週程度から出現し，4〜8週で最大になると考えられています．そのため，2週〜1カ月を超える予後が期待されない症例は治療の適応とならない可能性が高いと考えられます．

　標準的とされているのは 1 回 3Gy を 10 回，2 週間で治療する方法（30 Gy/10 回/2 週）ですが，鎮痛目的の放射線療法としては，1 回照射法の 8Gy/ 回があります．この方法と 12Gy/2 回，20 〜 24Gy/4 〜 6 回などの線量分割法を比べてみると，鎮痛効果だけならほぼ変わらないといわれています．これは終末期で頻回・長期の通院が難しい患者さんや家族にとってはありがたい話です．

　また，末梢神経の圧迫や浸潤による神経障害を伴っている病変に対しては，放射線治療により鎮痛できる割合は 40 〜 60％と他のがん疼痛よりも低く報告されているので，鎮痛薬，鎮痛補助薬の使用や神経ブロックなどの他治療の併用を検討することも必要といわれています（『がん疼痛の薬物療法に関するガイドライン 2020 年版』[2] の薬物以外の疼痛治療，放射線治療の項を参照）．

　放射線治療と聞くと外照射ばかりをイメージしますが，近年は RIV（radiological intervention）の領域でも素晴らしい進歩がみられます．ここではペインクリニックでも行っていた椎体形成術を紹介します．

【椎体形成術】

　脊椎転移による圧迫骨折に伴って起こる体動時の痛みの治療として，透視や CT を用いて経皮的に 14 G の針を刺入し，潰れている椎体内に「骨セメント」を注入するのが椎体形成術です．体重を負荷した時に誘発される体動時痛が軽減されることから，がんで脆弱化した椎体の骨セメントによる補強効果が主たる除痛機序と考えられます．

　骨転移に伴う体動時の痛みは，モルヒネが効きにくいので第 1 選択は放射線療法になります．一方で椎体形成術は手技的には難しいのですが，1 回の処置で完了し，直後から鎮痛効果が現れ，歩行可能になるので，積極的に行われるべき手技の 1 つだと考えられます．

　合併症として，骨セメントが静脈に流出した時に起こる肺塞栓や脊柱管内に流れた時に発症する脊髄損傷があるので，習熟した技術者による，CT と透視の双方の放射線画像下での施行が絶対条件になります．

4）「手当て」（筋筋膜性疼痛の診断とその対応）

　緩和ケア領域におけるリハビリテーションの概念は，従来は ADL の改善・保持による二次的効果としての鎮痛でしたが，最近は鎮痛自体を目的とした運動療法や物理的療法（物療）などが，がん疼痛領域でも注目されるようになってきました[17]．

　がん終末期には，がんの進展の他にも，臥床や特定体位の保持に伴う運動能力の低下など「不動の悪循環」が引き起こす筋肉や筋膜に起因する筋筋膜性疼痛（myofascial pain syndrome：MPS）が発症します[17]．痛みを訴える患者の30〜93％にMPSが認められるという報告[18, 19]もあります．筋筋膜性疼痛は筋肉の過緊張や過伸展が原因で起こる筋肉の痛みで，姿勢のゆがみや偏った体勢の状態が続くとその筋肉の血流が低下し，索状物が形成されて局所のトリガーポイント（trigger point）*が発現されるようになるといわれています．

　問題は，MPSにはオピオイドが効きにくいということです．国立がん研究センター中央病院緩和医療科の石木寛人氏は「緩和ケアチームコンサルテーションをしていると，時にMPSが難治性のがん疼痛であると判断されて，無効な麻薬系のオピオイドがかなりの量に増量されているようなケースに出会うことがある」と述べています[17]．筆者の経験でも，終末期になればなるほど動けなくなりますし，PSの低下や多剤併用（polypharmacy）により傾眠が強くなり，意思疎通が難しくなります．「どこか痛いの？」という医療者の大声での問い掛けにも「腰が痛い」とか「体中が痛い」などの短い発語が精一杯です．「痛い！」という語句のみを頼りにオピオイドが増量されますから，痛みの状況説明はますます難しくなります（「不動の悪循環」＋「薬物的痙攣」）．

　このような筋筋膜性疼痛に対して，ペインクリニック医は神経ブロックの1つとして局所麻酔薬によるトリガーポイントブロック（trigger point block：TPB）を行ってきました．しかし近年エコーガイド（echo guide）下に行う生理的食塩水の注入（例：筋膜はがし＝myofascial release[20]）や鍼灸・マッサージなどの理学療法によるTPB類似の手法での改善例も多く報告されるようになりました．

　　*トリガーポイント：圧迫や針の刺入，加熱または冷却などによって関連領域に関連痛（痛みの原因となる部位とは異なった部位に感じる痛み）を引き起こす体表上の部位のこと．トリガーポイントは単なる圧痛点ではなく，関連痛を引き起こす部位であることに注意が必要です．平たくいえば，患者が指摘する最も凝りの強い部位，あるいは痛みが存在する部位で，しかも圧迫により痛みが周囲に広がる部位と考えられます．トリガーポイントの留意点としては，圧痛点それ自体は疼痛を自覚している部位に多く存在するけれども，それよりも重要なトリガーポイントはかけ離れた部位に見出される圧痛点です．なお，トリガーとは「引き金」の意味です．そのため，発痛点（はっつうてん≠圧痛点）とも呼ばれます[21]．

　多くの終末期患者の主訴である腰下肢痛のトリガーポイントは背部に多く見出されますが，医師がそのためだけに仰臥位の患者を伏臥位あるいは側臥位にして背部の診察を行うのは，臨床の現場では難しいと考えられます．しかし，おむつ交換など看護の手段として体位交換を行う看護師には，背部診察は医者に比べれば容易ではないでしょうか．

　その特権を利用して痛い部位に「手当て」（手掌により筋肉の圧痛およびジャンプサイン〔jump sign〕*，索状物や結節・関連痛を探る）を行って，もし疑わしき場所があれば，マジックインクなどで印をつけておきます．もしトリガーポイントの疑いがあれば，オピオイドの増量の前に，エコーガイド下での医師による注射でも，理学療法士や鍼灸師による理学療法でも，その施設や人材に応じて最も行いやすい対応を行えばよいのではないでしょうか．もちろん看護師自身がその場で可能なマッサージなどの物理療法をマスターできればそれに越したことはありません．

　　*Jump sign：MSP では圧痛点を圧迫した際に患者が「痛い！」と声を上げたり，圧迫から逃れようと反射的に体を動かすジャンプサイン（jump sign）という反応がみられることがあります．

 Notices　自分で何とかしようとする患者さん
　　　　　　　　　（患者さんは痛みの玄人）(93 ページ参照)

　肺がんの患者 A さん（不動による腰背部痛が辛い）と膀胱がんの患者 B さんの，LINE による通話です．

A：コロナ禍で四人部屋で声を出して話すのは無理，今は，酸素吸入と心電図，尿管につながれてベッドから離れられない状態なのよ！

B：わかった．3 年前の膀胱がん全摘の時の俺だ．

A：今は少し動けば息が上がってハーハーゼーゼーで筋肉が減って脂肪が増えた．

B：新聞紙を丸めていろんな太さの硬い棒を作り，猫背になった背中の下に，その都度取り換えて敷いて寝ると痛みが楽になって気持ちいいよ．

　患者さんは，自分で MPS に対して工夫し，患者さん同士で情報交換している現実を知って，医療者として悲しくなったので取り上げました．激しい痛みでなければ医療者の手を煩わしてはいけないと遠慮している患者さんもいるのです．我々医療者の方が「いずい」（痛み寸前の苦痛，居心地の悪さを現す仙台弁．66 ページ参照）感覚に配慮しないとならないのではないでしょうか（患者さんは「専門理学療法師」）．

Reference 急性痛に対する指圧の除痛効果

指圧とか手当の効果を，まやかしとか精神的な効果と思う医療従事者は多いですが，尿管結石の痛みに対する経穴「志室」の指圧による除痛効果は，泌尿器科医であれば誰でも知っているといわれるほど有名です．さらに筆者の経験でも，ペンタゾシンなどの筋注に匹敵こそすれ決して劣らないほどの鎮痛効果をもたらします．

2018 年 11 月に横浜市で開かれた日本救急医学会で行われた，東京女子医科大学救急医学臨床教授 武田宗和先生の症例報告から紹介しましょう．

武田氏が「指圧」による尿管結石の疝痛発作の改善に気付いたきっかけは，2018 年 3 月に受診した 55 歳男性のケースです．突然の腰背部痛で救急外来を受診し，「診察台の上で安静を保てないくらいの激しい痛みを訴えていた」ため，仰臥位のまま問診を進めるあいだ，患者が痛みを訴える右背部に触診も兼ねて自分の手を添えていました．すると「その数分後には検査のための車椅子に移乗できるほど痛みが改善していた」．エコーで尿管結石が疑われた患者は，その後 CT 検査で尿管結石と確定診断されました．それ以降，過去の文献を調査したり，自施設の東洋医学研究所の教授，伊藤隆氏や蛯子慶三氏にレクチャーを依頼したりしたところ「尿管結石の疝痛発作に効く，『志室』と呼ばれる経穴がある」ことを知ったそうです．「志室」は，腰痛や泌尿器系の症状などに効果があるといわれる経穴の 1 つです．武田氏によると，泌尿器科領域では 40 年ほど前から，複数の報告が存在していた[22, 23]そうです．

BREAK TIME

――――― ここが変だぞ「BSC」―解釈次第では賠償金請求の動機にも

年寄りになると言葉にこだわるようになるそうだが，気になる言葉がある．
「それでは BSC と考えてよろしいのですね」．

退院調整カンファレンスの場では日常的な会話で，その意味は化学療法など「がんの治療はできない」ので，今後は緩和ケアに専念する状態を指すと考えられている．いいかえると（こんな言葉はないが）"only palliative care" あるいは今流の言葉でいうと "palliative care first" という意味合いで使用している場合が多いのではないか．

しかし，BSC とはご存知のごとく，Best Supportive Care の頭文字からなる略語で，素直に読み取れば「最良の支持療法」となる．しかも国立がんセンター

がん情報サービスの用語集（2015 年）によれば「（狭義の定義では）支持療法*とは抗がん剤や放射線治療による副作用に対する予防的あるいは対症療法をいう」とあります．したがって，これから化学療法などのがんの治療を開始する場合に，「この薬剤は結構副作用が強いですから BSC を心がけます」というような使用法なら理解できるのだが，化学療法を止める，あるいは止めざるを得ない時に「今後は緩和ケアを優先にします」という意味で「BSC」使用するのは，明らかにおかしいと考えられる．だから，『ここが変だぞ「BSC」』という表題を付けてみた．BSC の矛盾との関係は定かでないが，東北医科薬科大学では従来の緩和ケア科の分野が，2017 年から「がん治療支援（緩和）」の名称で開設された．

　しかし，一方では「臨床現場での慣用句として通用しているのだから，BSC でもいいでしょ」ということで，細かいことにこだわらないでいた．それで済めばよいのだが，この解釈が賠償問題（しかも数百万円単位）に発展しかねない場合もあるとなると，そうもいってはおられないと考えて文章にしてみた．

　超高齢者だから副作用の強い化学療法は行わない患者が，緩和ケア最優先になって在宅医療に移行する場合も多くみられる．しかし，このような症例では，慣用句として用いられる「BSC」には当たらない，と考えるべきである．なぜなら，生命体としては確かに余生が少ないという意味での終末期ではあっても，がんの病勢からいえば必ずしも末期がん患者ではない場合もあり得るからだ．

　急性炎症や心・循環器系の疾患などで，検査や場合によっては手術などの可能な設備の整った施設での治療を行えば十分に治癒する可能性がある場合には，明確な事前指示書でもない限り，普通の超高齢者の患者として救急医療対応が必要になる場合もあり，一律にがん終末期患者と同じような対応を行うのはいかがなものかという見解をもつ医療者もいる．

　実際に救急病院に搬送された「俗にいう BSC」の患者に対する評価が，「がんの治療をしないのは『超高齢者だから副作用の強い化学療法は行わない』というだけであって，がんの進行状態から推測すると末期がん患者とはいいきれないのではないか？」とカルテに記載された当直医の判断が，遺族をして損害賠償の請求に踏み切らせた動機・理由になった例もある．

　筆者が若い頃に，「がん患者はがんで死ねるようにするのが医者としての務めである」といわれたことがある．ちょっと奇異に聞こえるかもしれないが，いかに多くのがん患者が，がん以外の要因で亡くなってきたかを知っている昔人の筆者には，かなり厳しい警鐘であった．

　抗がん剤による免疫力低下で引き起こされた肺炎や心筋障害による心不全，大

量補液による溺水に近い肺水腫，骨盤内臓器全摘出術など，がん以外で亡くなる例を挙げればきりがないほどだ．今でも，厳密な法医学的視点からみれば肺炎などの炎症や転倒などの事故による外因死あるいは鎮静薬による過鎮静やオピオイドによる呼吸抑制の方が，直接的な死亡要因としてはがんの進展よりも大きい場合がないとはいいきれない．

　特に在宅医療は，昔から指摘されているように「密室での医療，そして死亡診断」の危険を常に背負っていると考えるべきである．

　厳密な定義で「BSC」を使い分けるのも現実的には馴染まないとは思うが，一般的に使用される広義の「BSC」も，決してがん末期を意味する言葉ではないことを肝に銘じて対応すべきだし，公式記録のカルテの記載からは削除した方が安全ではないだろうか．

*国立研究開発法人国立がん研究センターおよび国立研究開発法人日本医療研究開発機構から臨床研究などを目的に報告された文書（2018年12月6日発）によれば次の通り：支持療法（supportive care for side-effects induced by cancer treatment）とは，がん治療で発生する有害事象に対して予防もしくは症状軽減を目的として行う治療．緩和治療（palliative care for cancer-induced symptoms）とは，腫瘍の影響によって生じた苦痛や症状に対して予防もしくは症状緩和を目的として行う治療．

〈爽秋会岡部医院電子回覧板「爺様医者の酔言酒語」より〉

　Notes　　　「引っ張り治療」「ゴムパッチン現象」

　非医療従事者やがんとは関わっていない医療従事者は「がんの告知」が最もつらい瞬間と考えているようですが，化学療法を行う医師にとって最もつらいのは，もうこれ以上の治療法がないこと（積極的治療法の打ち切り）を告げることだそうです．このような状況を実際にがん治療に携わっている医師たちは次のように述べています（文献24，25を参考に筆者が改変）．

*　　*　　*

　これまで「がん」と診断されてもなんのかんのといいながら，患者さんは死にそうになることもなく，医者側も「じゃあ，次はこれをやろうか」とかいって治療してきたわけです．

　ところが今回に限って，「もうやめようよ」「やっても駄目だよ」「やっても効果ないし，副作用で苦しむだけだよ」なんて，これまでがんを治す治療を担当してきた医者側からいいだすわけですから，患者さんにしてみれば，寝耳に水みたいなものです．

今まで一緒に戦ってきた戦友が，いきなりいち抜けたで戦線離脱するような感じなんでしょう．

「先生，あんたは俺を見捨てるのかよ，裏切るのかよ」という話になる．そうすると，医者としては苦しまぎれの言葉であっても「何らかの治療を提案してしまう」ことも少なくないわけです．座して死を待つのは堪えがたいという患者さんの気持ちに付き合って，医者側も「ダメもと」で，という気分になってしまう．

＊　　＊　　＊

このように，だらだらと，ダメもとで行うがん治療を，柏木哲夫先生は「引っ張り治療」*と名付けておられます．

前述の BSC へのこだわりについても同僚の医師は，「お前が年寄りになったから言葉にうるさくなっただけで，このような状況下では，支持療法（BSC）でも緩和医療（palliative care）でもどちらだっていい．何となくもう積極的な治療は無理なんだなという雰囲気が英語や略語の方が阿吽の呼吸や以心伝心で，何となく "もやっと" 伝われば『めっけもの』という感じで使用している」といっています．しかし，看取りが近くなると無理な「引っ張り治療」や「IC（informed consent）」の曖昧さが患者さん・家族を苦しめるばかりでなく，緩和医療に携わる医療者にも跳ね返ってきます．引っ張った分だけ，その反動が大きく，強くなるので，この現象を筆者は「ゴムパッチン現象」と呼んでいます．

> *引っ張り治療：初回治療で十分な効果が得られなかった場合（難治性）やがんが再発した場合に，十分な evidence はないけれど，救済のためには挑戦することがあると思われる治療法を「救援あるいは救済治療」といいます．そこで「引っ張り治療」を多少なりとも医療的にいうなら「救援あるいは救済治療をいつまでも続けること」となるのではないでしょうか．

文献

1) Symonds P. Methadone and the elderly. Br Med J. 1977；1：512.
2) 日本緩和医療学会ガイドライン統括委員会，編．がん疼痛の薬物療法に関するガイドライン 2020 年版．金原出版；2020.
3) 久原　幸．がん疼痛とオピオイド オピオイドの臨床薬理．薬局．2015；66：1922-7.
4) Zech DF. Validation of World Health Organization Guidelines for cancer pain relief: a 10-year prospective study. Pain. 1995；63：65-76.
5) ジャン・ドメーニコ・ボラージオ（佐藤正樹，訳）．死ぬとはどのようなことか—終末期の命と看取りのために．みすず書房；2015.
6) 清水啓二，他．オピオイド使用外来患者の乱用・依存に関する適正使用調査．Palliative Care Research. 2016；11：174-81.
7) 岡田浩一，他．〈座談会〉分子標的薬，免疫療法薬の副作用—専門医からかかりつけ医へのメッセージ．日本医師会雑誌．2020；148：1923-37.
8) 新城拓也．終末期の鎮静．ブログ「Dr. Takuya の心の映像（image）」2012 年 11 月 4-5 日.

9) 新城拓也．Dr.Takuya の心の映像（image）「とどめを刺して下さってありがとうございました」鎮静と安楽死は区別できるのか―後編．2013 年 12 月 27 日版．http://drpolan.cocolog-nifty.com>blog>2013/12

10) De Oliveira R, et al. The effect of early or late neurolytic sympathetic plexus on the management of abdominal or pelvic cancer pain. Pain. 2004；110：400-8.

11) Yan BM, et al. Neurolytic celiac plexus block for pain control in unresectable pancreatic cancer. Am J Gastroenterol. 2007；102：430-8.

12) 山室　誠．仙骨硬膜外腔アルコール連続注入法．ペインクリニック．1997；18：752.

13) 小杉寿文，他．背髄くも膜下鎮痛法を用いた緩和：安全確実な鎮痛でオピオイドの副作用を軽減・在宅ケアにも極めて有用な麻酔科的手法．LiSA. 2012；19：818-22.

14) 山室　誠．勿忘（わすれな）のとき―「助産婦」が必要なように「助死婦」も必要だ：意識ある無痛分娩があるように眠気なき「無痛終末期」も必要だ．緩和ケア．2019；29：62-7.

15) 服部政治，他．がん性疼痛に対するくも膜下鎮痛法．日本緩和医療薬学雑誌．2010；3：31-6.

16) 濱本千春．訪問看護の役割．緩和ケア．2020；30：469.

17) 石木寛人．がん患者でも起きる「筋筋膜性疼痛」とそのマネジメントのコツ．緩和ケア．2018；28：219-20.

18) Simon D. Clinical and etiological update of myofascial pain from trigger points. J Musculoskelet Pain. 1996；4：93-122.

19) Ishiki H, et al. Prevalence of myofascial pain syndrome in patients with incurable cancer. J Bodyw Mov Ther. 2018；22：328-32.

20) 竹井　仁．Myofascial releace．理学療法科学．2001；16：103-7.

21) 森本昌宏，編．トリガーポイント―その基礎と臨床応用．真興交易医書出版部；2006.

22) 田中　亮，他．圧痛点指圧法による尿管結石疝痛発作の消失についての統計的考察．臨床泌尿器科．1978；32：741-5.

23) 石井泰憲，他．腎・尿管結石のせん痛に有用な指圧．プライマリ・ケア．2000；23：346-8.

24) 國頭英夫．死にゆく患者（ひと）と，どう話すか．医学書院；2016.

25) 久坂部　羊．悪医（朝日文庫）．朝日新聞出版；2017.

● 第Ⅵ章 ●

これからの期待と不安

下腹部痛，腰・下肢痛，上肢痛に対するメサドンへの期待

　神経叢への浸潤による難治性がん疼痛には，メサドンが救世主になれるかもしれません．メサドンはまだ使い慣れていないので，この章で述べることにします．

　上腹部痛および背部痛に関しては，腹腔神経叢（実際は内臓神経＋腹腔神経叢）ブロックが極めて有効です．抗凝固薬の問題に対応できるならば，通常のオピオイド治療で頻回の増量が必要で傾眠がみられるような患者さんの上腹部痛に対しては，オピオイドの増量に先行して行われてもよいのではないかと考えるほど効果的です．

　一方，下腹部から臀部にかけての痛みに対する下腹神経叢ブロックは，解剖学的な理由（内臓神経叢のように横隔膜で囲まれた閉鎖空間ではない）で，上腹部・背部痛に対する腹腔神経叢ブロックほどの有効性は期待できない場合が多いと思っています．

　腰部神経叢に起因する腰・下肢痛は，鎮痛効果と下肢の運動障害が相反せざるを得ません．鎮痛効果を優先すれば，下肢の運動障害（運動神経の障害の程度はわずかで，知覚障害が主であっても転倒の危険が増強される）のために，結局は寝たきりになる確率が高いという結果でした．Pancoast 腫瘍に代表される腕神経叢への圧迫・浸潤による上肢痛も，下肢と同様に鎮痛効果と運動障害が相反関係になるので，第Ⅰ章で取り上げたように，四肢麻痺と引き換えの除痛法を行わざるを得ませんでした．

　現時点ではこれらの痛みを傾眠なしで（意思表出能力を確保して），しかも運動神経を温存する鎮痛は，脊髄鎮痛法以外にはないというのが筆者の考え方でした．しかし，最近はメサドンを上手に使用する医師から紹介されてくる患者を診て，少し考えが変わりつつあります．少なくとも上・下肢の運動機能障害や排便・排尿障

害の危険性がある神経ブロックや高度な技術と充実した管理体制が必要なくも膜下脊髄鎮痛法を行う前に試用してみるべきオピオイドではないか，と期待するようになっています．

　ただし，本剤の鎮痛効果は個人差が大きく，傾眠や意思表出能力への影響を最小限にして，どの程度までの鎮痛が得られるかという課題と，経口投与（経口薬しか発売されていない）が不可能になった終末期の難治性がん疼痛患者への有効性について，例えば静脈投与への切り替えの場合，メサドン使用前のオピオイドに戻すだけでよいのか，ケタミン併用の方がよりよい鎮痛が得られるのか，など，今後の検討を待つ必要があると考えられます．

オピオイドに起因する傾眠の薬の開発を！

　モルヒネが順調に普及し始めた頃，モルヒネを基にして作られた止痢薬ロペミンがあるなら，逆に抗便秘薬ができてもよいのではと，関係者間ではかなり初めの頃（1990年）には話されていました．

　ロペミン（ロペラミド）は，腸壁内にあるオピオイドμ受容体に作用し，アセチルコリンの遊離を減少させることで腸管の蠕動を抑え，消化管の内容物と腸管の接触時間が延長され水分吸収が増加します．理論上はこの逆をいけばモルヒネによる頑固な便秘が解消されるはずだという雑談のような話が現実化して，μ受容体の拮抗薬でオピオイドに起因する便秘，オピオイド誘発性便秘（OIC: opioid induced constipation）に選択的に効くスインプロイク（ナルデメジン）が発売された時には驚かされました．

　それならもうひとつ頑張って，オピオイド誘発性傾眠（OIS: opioids-induced somnolence）に選択的に効く薬剤の開発もぜひお願いしたいものです．

　筆者らはリタリン（メチルフェニデート）を朝と昼のみ使用して，その効果に随分助けられましたが，不正使用により緩和医療領域では使用できなくなってしまいました．

　スインプロイクの適応はオピオイドに誘発された便秘（OIC）のみで，他の理由で発症している便秘には効果がないといわれています．そこでオピオイドを止めたら，自動的にスインプロイクも中止です．オピオイドに誘発された傾眠（OIS）に選択的に効果を現す（μ受容体を介した拮抗作用だけでオピオイドに誘発される眠気を防止する）のであれば，覚せい剤として悪用されることはないはずです．そんなオピオイド併用時にのみ有効な傾眠防止の薬剤はできないものでしょうか．

今後，ACP（advance care planning，日本語では「人生会議」）の実施が推進されるなかで，明晰な意識と意思表出能力の確保が必須条件になるのは明らかです．

がんの痛みの治療法も，いくら痛みがない状態でも傾眠を誘発するようでは，ACP 推進の社会的流れに逆行することになります（12 ページに紹介した，筆者の恩師の渡部美種先生がいわれた「なんぼ痛くなくとも，眠ったまま話ができないちゅうのは拙かんべー」の言葉通りです）．現在，多くの医療従事者は「ACP とは DNAR の承認を本人・家族から得ること」と誤った解釈をしている傾向があります．

健康で死が遠くにある時はメメントモリの一般化（未然形での育成の段階），病気の時はインフォームドコンセントの在り方の見直し（蓋然形での予測の段階），そして人生最期に備えて，亡くなる場所と提供される医療の内容の申し送り（現在進行形での実行の段階），について話し合う段階のすべてを含めて ACP と考えるべきではないでしょうか[1]．

最も重要な人生の終わりの時の意識状態が法的（民事訴訟など）にも問われる日が必ず来ると考えています．ぜひ，OIS の薬剤の開発をお願いしたいものです．

医療用麻薬を「gate way drugs（入門薬）」にしないために

日本では麻薬の規制が厳しいので，米国のようなオピオイド危機（opioids crisis）が起こる危険性は少ないといわれています．その理由として，米国ではオキシコドン（oxycodone）が安全で有効な鎮痛薬として過剰に宣伝されたこと，さらに販売促進のためアメリカ麻薬取締局（Drug Enforcement Administration：DEA）まで動かしたことで，患者も医療者もいとも簡単に，しかも必要量以上に麻薬が処方されるようになったからだともいわれています．抜歯や簡単な手術の後にも，月単位でオキシコドンが処方された例もあったようです．その結果，（意図的かどうかとは関係なく）余分に貯め込まれたオキシコドンが腰痛や頭痛あるいは歯痛などに気軽に使用されて，鎮痛効果以外の作用により，うつ状態の緩和，不安の解消，倦怠感の緩和など，いろいろな苦痛を和らげてくれることを覚えて，知らず知らずのうちに依存に陥ったという経過のようです．

一度依存に陥ると，薬が切れた時に，体調が悪いとか，眠れないという些細なことからでも麻薬を使用するようになり，徐々にフェンタニルなど，より強いオピオイドを求めるようになって，ついには社会現象にまで発展して，オピオイド危機を起こしたというのが実情だと聞いております．

日本と米国で社会情勢や薬剤に対する感覚，取締状況がいかに違っていたとして

も，問題は，覚せい剤やMDMAなどの非合法麻薬のように闇ルートではなく，医者によって疼痛治療目的で処方された医療用麻薬が発端になってオピオイド危機が起きたという事実，医療用麻薬がオピオイド危機の導入剤「gate way drugs（入門薬）」になったことです．

　本邦では，（オピオイドに限らず）「痛み止め薬の嫌忌思想」がありますから，家族や患者さん自身がオピオイド非有効性の痛みや苦痛に気軽に使用する危険性は少ないと思われます．しかし，悪気のない管理の杜撰さから，未使用の「医療用麻薬」が一般家庭にも相当量発見されることがあるのを否定することはできません．

　実際，最近では独居の高齢者や老老介護の家庭などへの訪問時に患者宅での「医療用麻薬」の管理不十分な状態がみられるようになっていると聞きます．その理由として，獨協医科大学麻酔科の山口重樹先生は「do処方」の危険性を挙げています．

　本邦では「医療用麻薬」の処方は，特に外来診療では「掛かりつけ医」1人の判断でできます．そこで「いつもの処方でよいですか？」という医者の問いに，患者が「お願いします」といえば，いとも簡単に従来通りに医療用麻薬が処方されてしまいます．本来なら，この時点で医療用麻薬を処方している医師は，その責任上必ず（一応は）不適切使用を疑って患者・家族に使用状況を確認する義務があるはずなのです．しかし，実際には痛みが消失していたり減弱していて，処方された量に合致した医療用麻薬は使用されていない状況にもかかわらず，「痛みの再発への恐れ」や「何となく感じる不安」から念のため従来通りの医療用麻薬の処方を願い出ているのに，医療者はチェックもしないで「do処方」で対応しているので，未使用の医療用麻薬がため込まれてしまう可能性が指摘されています．

　それら未使用の医療用麻薬を，患者の独自の判断で不眠とか体調が悪いなどというオピオイドの適応外の苦痛症状に使用した結果生じる依存症状を chemical coping * などと洒落た名称で呼ぶこと自体が危険で，個人的には「それは依存である」と本人も家族も認識すべきだと思います．患者さん自身の chemical coping らしき症状が疑われる例は散見されているようですが，幸い家族がオピオイドを使用してそれらしき症状が疑われるような例は聞いてはおりません．また医療用麻薬を砕いたり，溶解して注射するような事態の発生が起こるとは考えにくいのではないかと思われます．

　　　＊Chemical coping：薬物を本来の目的でなく，心理的ストレスに対処するために使用する行動を指します（Bruera E, Kirsh KL による）．

　しかし，当局は貯め込まれた未使用の医療用麻薬が一般家庭に杜撰な管理のまま

存在していること自体を危険視しています．そこで「危険性は芽のうちに摘む」という考え方から，厚生労働省が2018年3月に「医療用麻薬の乱用防止製剤について」という通達を出しました．

　ここで，米国のオピオイド危機などを受けて，本邦でも麻薬の弊害を未然に防ぐという当局の強い姿勢について筆者が恐れるのは，麻薬使用への制限が掛かるのではないかということです．ある麻薬取締官の講義を聴く機会があった時に「オピオイド非有効性疼痛へのオピオイドの使用も立派な不適切使用です」と明言されました．当たり前すぎるほど当たり前のことですが，麻薬を処方している医者は，今現在，オピオイド有効性疼痛と非有効性疼痛をどのようにして鑑別しているのか，とても不安です．

　現在当局の医療用麻薬に対する取り締まりは，かなり寛大です．特に在宅医療に関しては現場の裁量権を容認して多くの例外事項を設けています．患者の痛みを緩和するという大命題を優先して対応していることが，調べれば調べるほどわかります．

　1989年にWHOがん疼痛治療が紹介されてから30年あまりが過ぎました．「がん疼痛患者にとりあえずオピオイドを投与して得られる利益よりも，オピオイドを投与しなかった不利益の方が大きい（免罪符的配慮）」という当初の立ち位置からの恩恵は薄れつつあると考えるべきです．何かまずいことがあれば，ケタラール（ケタミン）やリタリン（メチルフェニデート）のように，一気に厳しい管理下に置かれることも決してありえないことではないと考えています．

　「必要な患者に，必要な期間，必要な量のオピオイドを投与する」ことの重要性を改めて考えるべきだと思います．

Reference　日本じゃどうなの，オピオイド危機（opioid crisis）

　淀川キリスト教病院の清水啓二らの「オピオイド使用外来患者の乱用・依存に関する適正使用調査」[2]によれば，「近年，わが国のがん罹患数は増加しているものの死亡率は低下しており，相対的にがんサバイバー（cancer survivor）が増加している．がんサバイバーの約40%に何らかの痛みがあるとされ，オピオイド使用による乱用や過剰投与の増加が問題化している」と指摘しています．さらに「入院患者のオピオイド使用は緩和ケアチームが関与することによって不適正な使用をチェックする機能も果たしている．しかし，外来患者のオピオイド使用においては，治療科の主治医と患

者間で診療が終始することが多く，不適正な使用が見逃される危険がある」とも指摘しています.

　2014 年 8 月〜 11 月に淀川キリスト教病院に通院中の患者のうち，オピオイド使用患者 68 人（うち 1 人は非がん患者）のカルテを調査したところ，不正使用は，

　①がん治療による責任病変消失後も使用継続されていた例：3 人

　②がん疼痛を考えて使用開始されたが精査で良性疾患であった例：2 人

の 5 人でした. このうち 4 人はオピオイドを中止できたが，chemical coping と思われた 1 人は中止できませんでした.

　このような不適切処方を予防する方法として，Passik らが提唱する「4 つの A」，すなわち，①鎮痛（analgesia），②日常生活動作（activities of daily living），③有害事象（adverse event），④薬物関連の常軌を逸した行動（aberrant drug-related behaviors，気分を高揚させる目的での使用やオピオイドを隠しもつために処方を要求すること）を外来診療で確認していく必要性を促しています.

　いずれにしても，オピオイドの増量時には，原疾患の伸展による疼痛の増強のみならず，不適切使用も疑うことを自らに課すべき必要があると考えられます.

　また，これは家族の不適正使用防止策としても重要です. なぜなら米国の SAMHSA（Substance Abuse and Mental Health Service，薬物乱用・精神衛生管理庁）による 2012 年の調査では，家族・友人から無償でオピオイドを入手する場合が 70％を超えていたという結果が得られたからです. そこで日本の厚生労働省は 2017 年 4 月に改訂した医療用麻薬適正使用ガイダンスにおいて，患者・家族への指導内容として以下に述べるような事項を記述しています[3].

〈患者家族への麻薬管理についての指導事項〉

1. 医療用麻薬を家族・友人などへ譲り渡すことは医学的に危険であるばかりでなく，譲り渡した患者自身と譲り受けた友人などが「麻薬及び向精神薬取締法」に違反することになるので，絶対にしないように十分に指導する.

2. 服用記録を記載している患者については，医療用麻薬を紛失したと気づいた場合には，紛失に気付いた日時・個数・状況などを服用記録に記載するように指導する.

3. 患者の病状変化（軽快，再入院，死亡）などにより，一度交付した医療用麻薬が不要になった場合，当該麻薬の交付を受けた医療機関や薬局に持参するように指導する. 受け取った医療機関や薬局が遠方である場合，医療用麻薬

を取り扱う最寄りの医療機関や薬局に持ち込む．患者から不要となった医療用麻薬を受け取った医療機関や薬局は，適切に廃棄した後，30日以内に調剤済麻薬廃棄届を提出する．

4. 不要となった医療用麻薬を，処方された患者以外（家族，ホームヘルパー等）のものが絶対に使用しないよう指導する．

これを読んでもわかるように，薬剤師の役割の重要性は今後ますます大きくなると考えられます．

 Notes フィードバックなき終末期医療

　がんの患者さんにがんで亡くなっていただくことの難しさは，まともにがん患者に向かいあってきた医者なら誰でも思うことではないでしょうか．

　かつては（1990年頃までは）過剰な補液で，ひどい肺水腫がみられた溺死のような亡くなり方をされた患者さんもいました．化学療法による免疫力低下で肺炎になって亡くなった方もいました．下垂体ブロックの結果，尿崩症による脱水が疑われた方もいました．いずれも死後の病理解剖が行われた時代でしたから，病理の先生から「この人はがん死ではないね」といわれると本当に申し訳なく，辛い思いをしました．

　ちょうどオピオイドを使用するようになった頃に一致するかのように，CTやMRIなど画像診断技術が発達した影響で，死亡原因を確認するための病理解剖は極端に減りました．その結果，自分が行った医療行為と死亡との関係を追及することが希薄になりました．デスカンファレンス（death conference）も行われていますが，その内容は（筆者が出席したカンファレンスがたまたまそうだったのかもしれませんが），専門化が進み，患者さんに関わる担当科が細分化するに従い，自らが行った医療行為の見つめ直しという機会は少なかったように思われます．だからといって病理解剖をしたところで事前の画像診断以上の成果が得られるとは思われません．大事なことは終末期医療とは「フィードバック（feed back）」のない医療だということです．オピオイドがどのような結果をもたらしていたのかはわからない時期もありました．

　緩和医療学会のガイドラインの鎮静の項目でも，苦痛緩和の目的で投与した薬剤によって意図しない意識低下が起きた場合の対応と「鎮静の定義」の関係の記載は微妙です．「意識低下を軽減させる処置を行う場合は鎮静には含まれない」，しかし「起きた意識低下を意図的に維持する場合は鎮静とする」とあります．実際の臨床現場では，意識の低下に対して，意識低下を軽減させるのでもなく，あえて維持しようとするのでもなく，何も医療的な対応をしないで見守る（そのまま経過をみる）場合も少なく

ありません．苦痛緩和の目的で使用したオピオイドの投与が意図しない意識の低下を引き起こすことがあるのは事実ですし，それに対して軽減する処置をするか，意図的に維持するか2つに1つを選ぶよりは何となく見守る場合が多いのもまた現実です．

　倫理的な難しいことは抜きにして，責任は1人で負うよりは2人で負う方が軽くなるという意味で，「フィードバック」のない医療行為では，せめて必ず複数の関係者で相談して決めることだけが免罪符（自己弁明）になるように思います（112ページのNotes「とどめを刺して下さってありがとう」を参照）．

Reference　鎮静は命を縮めるか

　森田達也，前田一石は，臓器障害に伴って緩和できなくなくなった症状（主としてせん妄と呼吸困難）に対して行われた鎮静によって生命予後が短くなる危険はないと考えられることから，家族が「自分が決めたせいで患者の命を短くしてしまった」という自責の念をもたないように配慮することの重要性を述べています[4]．

2015年の「痛みが原因の安楽死」

　本をまとめるうちに，こんな資料をみつけました．痛みに耐えきれないということが安楽死の要因になったという，昔筆者が大学を卒業した1970年頃に「慈悲殺」といわれたような事件が，わずか6年前に起こっていたなんて……．医療用麻薬の投与はなかったのでしょうか．

＊　　　＊　　　＊

　2015年7月8日，痛みに耐えられない妻（当時83歳）から殺してほしいと懇願され，ネクタイで首を絞め，その後死亡させたとして，嘱託殺人罪に問われた夫（当時92歳）について，千葉地方裁判所は，被告人（夫）は92歳の高齢で軽度の認知症を抱えながらも，自宅において被害者とほぼ2人きりの閉ざされた環境で眠る間もなく献身的に介護を続ける中で，次第に疲弊し追い詰められ，被害者を早期に苦しみから解放することを最優先に及んだ犯行だとして，懲役3年，執行猶予5年の温情判決を言い渡しました．

　裁判所が認定した「犯行に至る経緯」の中には，安楽死に言及した，次のような一節がありました．

　「被害者は，足腰の痛みを和らげるために病院を何度も受診し，処方された鎮痛

薬を服用するなどしていたものの,効果は乏しく,絶えず痛みに苛まれながら過ごしており,痛みに起因する不眠にもひどく苦しんでいた.被害者は『もう生きていても苦しいだけなので,殺してほしい』と懇願した.被告人は,被害者を苦しみから解放するにはもはや自分が殺害するしかないものと考え,苦渋の思いでその願いを了承した.被告人は洋服ダンスからネクタイをもちだし,被害者の首にネクタイを二重に巻き付け,覚悟のほどを確かめたが,被害者の決意は揺るがなかった.そこで被告人はネクタイで思い切り被害者の首を絞めた.判決を言い渡した後,裁判官は『今度会った時に妻が悲しまないように,穏やかな日々をお過ごしになることを願っています』と話し掛けた」.

＊　　＊　　＊

米国でのオピオイド危機を知り,日本でも痛みのためにいまだに「慈悲殺」があったことを知りました.麻薬嫌忌期から今日までの筆者世代のつたない歩みと見聞体験から,医療用麻薬の恩恵を正しく受け取り,また正しく恐れながら普及させる必要性を若い世代に申し送りたいと切に思います.

「痛みが取れると困るんです」

これは,淀川キリスト教病院の柏木哲夫先生が講演で使用されることがあるスライド(slide)の中の1枚にある,ある麻酔科医の言葉である.ある麻酔科医とは,筆者のことである.

1980年代はペインクリニックの医者として,主治医より紹介されたがん患者の痛みの治療にone-point-reliefのような立場で関わっていたので,がんの告知の辛さもなく,看取りの重さも知らなかった.ある時,その後の経過を知るためにカルテを調べていて愕然とした.上手くいった神経ブロックの後はそれなりに良好な鎮痛が得られているだろうという甘い考えは粉砕された.そこには患者・家族の苦悶と看護師の苦悩が溢れていた.その後がん疼痛治療に対する考え方は大きく変わったが,所詮は蚊帳の外からの関わりでしかなかった.「どのように痛きか」を尋ねて治療法を模索し,痛みの治療技術が向上するに従って,除痛後の回診での患者との会話が辛くなっていった.それは医療技術では対応できない様々な苦痛の訴え(今でいうtotal pain)だったからである.その頃,淀川キリスト

教病院を訪ねた時に，柏木先生との話の中でつい申し上げた本音の言葉だと思う．

その後，NTT病院に異動して間もなくの頃だったと思うが，東北大学を退官された（小児の胆道閉塞の手術でCecilの教科書にも載った世界の）葛西森夫先生が院長として赴任してこられた．そしてがんの告知も看取りもしない，痛みの治療請負人のような「ペインクリニック」の在り方を改善すべく，欧米のがん疼痛治療法はオピオイド中心になっていることを記載した資料とともに，院長命令で放射線科と共同で麻酔科の病室が開設された．院長直々の回診と放射線科部長の渡部信之先生の指導と援助を請いながら，麻酔科の病室をいただいてからは担当医として，看取りまで付き合う終末期医療を行うようになった．その結果，葛西院長の奥様のターミナルケアにも参加させていただくことができた（お世話になったお二人の恩師も故人となられた）．

One-point-relief から closer になって看取りの重さを知り，時には set-upper としてがんの告知や症状説明の辛さも体験した．そして医療技術で対応可能な痛みが取れた後の訴えには当惑する以外になかった筆者は，患者・家族に教わり育てられ，東北大学病院の緩和ケアセンター，そして在宅医療にも携わるようになった．

柏木先生は若き日のある麻酔科医の「未熟さ」として，温情から名前を伏せて話しておられるが，今はむしろ自分から名乗り出るようにしている．それは爺様医者としての居直りも多分にあるが，筆者のような「困りごと」ができるのは，緩和ケア医としては落第でも，緩和医療医としての鎮痛治療の技術力は多少なりとも備えていたからだと考えるようになったからである．自分の力量では対応できない時は精神科医や宗教家への援助を依頼した（仙台ターミナルケアを考える会など）．その時，患者は自分の苦悩を明晰な意識下で自分の言葉できちんと会話することができた．いいかえると，中継ぎであっても少なくとも試合をぶち壊すようなことはなかったからである．

逆説的になるが，患者は意識清明な状態で思考力も意思表出能力も阻害されないまま鎮痛（除痛）されていたからこそ，筆者が自らの人間力の不足を嘆き，柏木先生に思わず「困る」と告白してしまうほどある程度深い内容の話ができたのだと，勝手に思い込んでいる．

しかし，今の終末期の患者をみると，オピオイドや向精神薬の影響で思考力や意思表出能力が低下させられている場合も多く，医療者は筆者が悩んだような「困りごと」すら経験できず，種々の問題に対してパターン（pattern）化したマニュ

アル（manual）対応をしてはいないだろうか．その結果患者は，そのような状態でBSCとかDNARとか，人生を左右する最重要事項についての話を聞かされ，清明とはいいがたい知的活動レベルの頭脳で理解し，決断しなければならないような状況に出会うことが少なくない．オピオイドの使用の普及で「眠気なき無痛終末期」は珍しいと思われるほど，緩和医療に携わる医療者は「眠気」に鈍感になったように思われる．

　人間力が不足な筆者でも爺様になるほど長きにわたって痛みの治療に携わってくると，さすがに，全人的痛み（total pain）の理解においては，non verbal communication の重要性が多少なりとも理解できるようになってきた．

　しかし，今後は多死社会を迎えて事前指示書や遺言の有効性などに関係して「眠気なき無痛終末期」が不可欠な状況が要求されるようになる，と考えている．いいかえると，今後終末期の意識状態は医療だけではなく社会問題化すると考えている．時代の流れとして，痛みに限らず医療者が困るような真剣でかつ深い話ができるような状態での症状コントロールが要求されている．

〈爽秋会岡部医院電子回覧板「爺様医者の酔言酒語」より〉

🗨Memories　「刺し屋」と「聴き屋・語り屋」

　東北緩和医療研究会などを立ち上げた頃ですから，もう30年くらい前になるかもしれません．集まってくれた方々には，がん疼痛の治療に対して，（オピオイドはもちろんですが）神経ブロックやコルドトミー，椎体形成術など interventional な医療（針を刺す）に強い関心をもつ人と，total pain（全人格痛），中でも精神的，社会的あるいは spiritual な痛みに強い関心をもち，傾聴とお話を大事にされる人（看護師さんの多くがそうでした）との2つの流れがあることを感じました．

　前者を「刺し屋」＝緩和医療派，後者を「聴き屋・語り屋」＝緩和ケア派と呼んでいたように思います．刺し屋は必殺仕掛人のようだし，語り屋は詐欺グループのように聞こえるということで揶揄されたこともありました．

　2018年の国立がん研究センターの遺族調査の結果をみる限り（105ページ参照）では，「聴き屋・語り屋」さんたちの対応の努力は実ったといえます．そのわけは，亡くなる1週間前の痛みの状態はひどかったという答えの一方で，医療スタッフの対応には76%が満足していたという結果だったからです．

　しかし，終末期（特に終末期の最後の1週間）のひどい痛みの状態をどう評価するかにはいろいろな考え方があるでしょうが，オピオイドと鎮静薬による対応しか行ってこなかった緩和医療にも再考すべき点があるのではないでしょうか.

　オピオイド危機を経験している欧米の医療に対して，日本のお家芸でもある「刺し屋」さん，「揉み屋」さん，「押し（指圧）屋」さんたちによりいっそうの協力を仰ぐのも大切なことではないかとつぶやいています（これが本当の爺様医者の酔言酒語）.

文献
1) 白井孝子，田代志門，山室　誠．終末期「人生会議」の意義．読売新聞．2020年8月5日．
2) 清水啓二，他．オピオイド使用外来患者の乱用・依存に関する適正使用調査．Palliative Care Research. 2016；11：174-81.
3) 厚生労働省．医療用麻薬適正使用ガイダンス〜がん疼痛及び慢性疼痛治療における医療用麻薬の使用と管理のガイダンス〜．2017.
4) Maeda I, et al. Effect of continuous deep sedation on survival in patients with advanced cancer (J-Proval)：a propensity score-weighted analysis of a prospective cohort study. Lancet Oncol. 2016；17：115-22.

• 第Ⅶ章 •

モルヒネでは安楽死はできない

「先生，頼むからモルヒネを一発ぶって（注射して）あっちさ行かせてください」．緩和医療に携わる医療者なら，一度は似たようなセリフをいわれたことがあると思います．

本書でも，「医療用麻薬といっても麻薬には違いないんだから」とオピオイドと安楽死を結びつけるような言動の例として，モルヒネを死ぬためにヤケ酒的に飲んだ人や，自殺目的にせっせとため込んで服用した人などを紹介しました．そこまで深刻でなくとも，覚せい剤や大麻などと混同して，オピオイドを使用すると桃源郷に迷い込んだようにして夢うつつのままあの世に行けると思っている方が，まだ大勢おられます．しかし，最後の最期に眠ってもらうために使用する薬剤も，現在安楽死が認められている国で安楽死に使用する薬剤も，オピオイドではありません．「モルヒネなどのオピオイド」では安楽死はできません．

これを理解していただくために，2021 年 2 月に仙台市医師会誌『健康だより』に掲載した「終末期医療から考えるいろいろな死」[1] を一部改変して，ここに載せることにしました．

＊　　　＊　　　＊

超高齢社会を迎え，「多死」時代になったといわれます．人数としての「多死」ばかりでなく，亡くなり方のパターンも多種多様で，ちょっと思いつくまま挙げても，自然死，老衰死，安楽死，尊厳死，平穏死，満足死，孤独死，独居死，鎮静死，病死，在宅死，など枚挙にいとまがないほど，現代は数・種ともに「多死」なのです．

麻酔科医として，総合病院，救急病院やがんセンターを経て，緩和医療・在宅医療に携わってきた者として「がん患者さんの終末期医療」の視点から「いろいろな死」というテーマで，終末期医療との関わりが深い尊厳死・安楽死，そして言葉と

してもなじみの薄い鎮静死を取り上げてみました．その理由ですが，2014年，ア
メリカで末期の悪性脳腫瘍患者ブリタニー・メイナード（Brittany Maynard）さ
ん（29歳）が尊厳死（厳密には自殺幇助）を予告・実行したのを始めに，2016年
にはフランスで鎮静下に死を迎えることを認める法律が成立したことなど，世間的
にも話題となる事件が続いたように思えるからです．

　傍目には幸せな高齢者としか思われない橋田壽賀子氏（92歳）が文藝春秋に安
楽死願望の文章を発表し（2017年：2021年4月4日逝去）[2]，西部邁さん（78歳）
が自裁死されました（2018年）[3]．いずれの理由も「人に迷惑を掛けたくないから」
でした．

　2003年の三井美奈氏の『安楽死のできる国』に次いで，2017年には宮下洋一氏
の『安楽死を遂げるまで』も出版されました．

　また2019年には，NHKスペシャル『彼女は安楽死を選んだ』で，当時50歳の
女性の安楽死に至る経過ばかりでなく，息を引き取る瞬間までが放送され，世間に
衝撃を与えました．

　そこへ，止めの一発ともいえるような事件，すなわち筆者が勤務する名取の岡部
医院の近所の在宅医療の医師がALSの患者さんの安楽死事件（？）で逮捕された
と報道されました（2020年）．

「自然の死期」を共通言語として設定した時の言葉の定義

　老衰であれ病気であれ，終末期になると，本人や周囲の人々の願望や思いとは関
係なく，漠然とではありますが「（苦しい症状を和らげるだけの対応のみで）命の
営みに身をゆだねた場合の死ぬ時期」を感じているのではないかと思われます．こ
れを「自然の死期」と呼ぶことにします．その概念は個人ごとには異なるのはもち
ろん，受けられる医療やその時の社会の状況によっても大きく変わります．しかし
ながら，今回のテーマを話すために便宜上定めた共通言語の1つとして「自然の死
期」の定義を理解してください（次ページの図）．

　図では，横方向の矢印が人生の経過を，中央の上下方向の青い矢印が想定された
「自然の死期」（ある程度の期間があるのでグラデーション〔gradation〕を掛けてあ
ります）を表しています．

　矢印を左側に移動させる医療行為（薄灰色の両端矢印）はすべて安楽死，右側に
移動させる医療行為（濃灰色の両端矢印）は，無駄であるか否かを別にして，延命

●想定された「自然の死期」(山室の模式図)

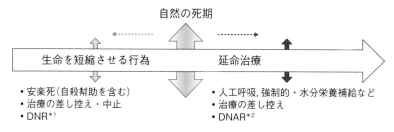

*¹DNR：do not resuscitate（蘇生する可能性が高いのに蘇生処置を控える）
*²DNAR：do not attempt resuscitation（蘇生の可能性はもともと低いので蘇生処置を控える）

治療と考えます．そして，この図を便宜上「山室の模式図」と呼びます．

　さらに，今後 ACP（advance care planning：人生会議）の推進により見たり聞いたりする機会が増えると思われる，人工呼吸や心臓マッサージなどの救命処置を行わないことを意味する略語，DNR と DNAR の違いについても述べておきます．DNR（do not resuscitate）は，救命処置を行えば救命する可能性があるにもかかわらず行わないという意味です．一方，DNAR は，N と R の間にたった1文字「A」が入るだけですが，do not attempt resuscitation という意味になり，救命処置を試みても救命する可能性が低いので救命処置（延命処置）を行わない，という意味合いが強くなります．

　さらに安楽死にもいろいろな分類法がありますが，ここでは後の話がわかりやすいように（私見を伴いますが）以下のようにしてみました．

・**積極的安楽死**：生命を自然の死期に先立って積極的に（意図的に）短縮する（死期を早める）ことです．

・**消極的安楽死**：積極的延命治療を行わないことによって，死期を早める場合を想定（本邦で漠然と信じられている"尊厳死"で，治療の差し控えに相当すると考えてください）．

・**間接的安楽死**：苦痛緩和の目的で使用される薬剤の副作用として死期が早まる場合を想定している死を意味すると考えてください．

・**ソフトな安楽死**：聞きなれない言葉でしょうが，自然の死期を持続的な深い鎮静下（全身麻酔中のような無意識状態）で迎えさせる場合を想定しています．フランスの「クレス・レオネッティ法（Claeys-Léonetti 法）」の概念を表現する言葉として用いられますが，鎮静することにより「山室の模式図」の縦の矢印の移動

がないか，あっても極めて少ないことを想定していると考えられる場合です．

「治療の差し控え・中止」という概念には，生命維持のための治療，いわゆる延命治療を目的とした人工呼吸，透析，人工的な水分・栄養補給などを開始をしない，始めから行わない差し控え（withholding）と，一度開始したこれらの治療を止める（withdrawal）という2つの概念・行為があります．

本邦では差し控え（withholding）に比べて，治療の中止（withdrawal）は，より安楽死に近いイメージが濃厚と認識されているように思われます．一方英語圏では「治療の差し控え・中止」はいずれも尊厳死や安楽死などとは無縁で，「自然死」を迎えるための普通の医療行為という捉え方が主流だと考えられます．

英語圏でも「尊厳死」の解釈はかなり複雑です．まず安楽死は，日本人の英語では「euthanasia」と安易に考えていますが，ナチスによるユダヤ人迫害の計画が「euthanasia program」と呼ばれたことから，この言葉は敬遠されます．またカトリックでは自殺は殺人よりも罪が重いと考えられていますので，「自殺幇助」という言葉も忌み嫌われます．

それを裏付けるように，冒頭で紹介したメイナードさんの遺族は「アメリカの尊厳死法案は『安らかな死＝peaceful death』を許可することであり，メイナードさんには自殺願望は全くなかったので，彼女の死は決して自殺幇助ではない」と強く主張していることからも，欧米の人たち（特にカトリック教徒）の「自殺」へのこだわりが非常に強いことが推察されます．

尊厳死法についても，生きたいという強い希望をもっているけれど，病気などで生きることができない人々に「安らかな死をもたらすための医療援助」と説明されることもあります．その一方で，尊厳死と安楽死とをひとくくりにして，尊厳ある

●法律的な取り扱いの国際的な状況

	オランダ・ベルギーなど	米国	英国・オーストラリア・北欧・台湾	日本
安楽死	○	×	×	×
医師による自殺幇助	○	いくつかの州で○	×	×
治療の差し控え・中止*	○	○	○	不明

*治療の中止（set された人工呼吸器の取り外し）：現時点では違法

（森田達也. 緩和ケア. 2015; 25: 124）

死（DWD：death with dignity）と，あえて曖昧にするような使い方も多用され
ますから，英語に疎い日本人の混乱はますますひどくなります．

各国における死に方（死なせ方）の違法性の有無に関する国際的な状況を表に示
します（前ページ）．

日本の「治療の差し控え・中止」が不明とされているのは，治療の差し控え（治
療を行わない）に関しては，正式には認められていなくとも，非公式には医師の裁
量権として時と場合によっては行われている場合がなきにしもあらず，と考えられ
ているからです．

「安楽死」は安楽な死に方か？

筆者が調べた限り，現在諸外国で行われている安楽死は，「安楽」（心地よい，快
い）な亡くなり方とは言い難い場合も少なくないと考えられます．

あらかじめ医師から処方された致死量の薬剤（強力な鎮静薬で，モルヒネなどの
麻薬ではありません）を自ら服用する自殺幇助という方法での安楽死では，服用す
り薬剤により嘔吐したり，それに伴って吐物と一緒に必要な薬剤も吐いてしまうた
めに薬の効果不足をきたすこともあり，死ぬまでの行程が長引く場合があります．
そこで，これを予防するために前もって嘔吐を抑える制吐薬を使用してから目的の
薬剤を服用しますが，それでも吐いたり，うまく飲めない場合は，数時間以上苦悶
する場合もあるそうです．

それにもかかわらず，安楽死としてこのような自殺幇助の方法が選ばれる理由と
しては，①医師の立ち合いや手助けが要らないのでいつでも自分の好きな時に決行
できるということ，②逆に自殺するのを中止することも可能であること，が考えら
れます．しかし，その自律性と引き換えに，自分で薬剤を服用する自殺幇助による
安楽死を遂行途中で，辛くなった本人やみかねた家族が医療施設に救助を要請する
ことも少なくないようです．

もう1つの自殺幇助の方法は，通常の点滴と同じようにして医師が点滴の針を静
脈内に刺入・留置し，致死的薬剤（こちらもモルヒネなどの麻薬ではありません）
を点滴のボトルの中に混入するものです．この時点では，点滴の流れは管の途中に
あるストッパー（stopper）という器具により止められています．

致死薬の混入した点滴を開始するかしないかは本人の手に委ねられています．本
人が点滴の滴下を止めているストッパーを開放しない限り，安楽死への行程は始ま
りません．開放すると点滴が始まり，NHKスペシャル『彼女は安楽死を選んだ』

の場面でもみられたように数分以内に亡くなります（死因は急性心停止と考えられます）.

　一方，積極的安楽死は医師によってしか施行することはできません．全身麻酔の導入と同じく経静脈的に入眠薬を注射して意識が完全に消失したのを十分に確認した後に，筋弛緩薬（筋肉の動きを止める）を注射します．それにより呼吸運動を維持する筋肉も麻痺するため呼吸が停止します．引き続いて心停止が起こります．したがって，死因は窒息死になると考えられます.

　手術と同じく，医師が関与する安楽死には多くの準備と手間が必要なので，ドタキャンはもちろん，中止はかなり難しいといわれています．また実行する医師の心身両面での負担は自殺幇助よりはるかに大きいので，医師は積極的安楽死の実施を依頼されても，それを拒否できる権利も保証されているそうです.

　安楽死の実施を承諾した医師の場合も，人の命を奪う技術的なことをおおっぴらに教える学校も講習会もないそうですから，必ずしも円滑ではないようです．それは，オランダでも安楽死施行中のトラブルによる緊急電話が多く，1997 年には医師向けに安楽死相談ホットライン SCEN（support and consultation on euthanasia in the Netherland）が設置されたことからも推察できます.

「自然死」に対する考え方

　欧米での自然死のイメージは，日本のように，植物が枯れるような自然の一部として消滅するというものではありません.

　キリスト教圏，特にカトリックでは，神様が決めた死ぬ時期として，病気で亡くなる場合も事故で亡くなる場合も，自分に与えられた命が自然に閉じようとしている状態を粛々として受容する，まさに山室の模式図の青矢印のところで終わるのが自然死であると考えられています．実際に「自然死法」という名称の法律もあります．しかし，本邦でいう「老衰死」や「平穏死」というような概念ではなく，米国の自然死法は 1976 年にカリフォルニア州法として成立し（その後多くの州でも認められました），正式な名称は「健康な生存中に書いた遺書・リビングウィル（living-will）の法律」といい，心身ともに健康な時に，延命治療についての拒否を書類として残しておけば，人工的な延命治療を差し控えたり，中止してもらえる権利を有することを保証した法律です.

　ライシャワー元駐日大使も 1990 年，肝臓がんで米国においてこの法律に順じて自然死されました．人工呼吸が必要な時期がきた時に病床で家族や友人たちとお別

れし，点滴などを外してもらい，やがて意識を失って死亡されたそうです．

　日本では「尊厳死」として紹介されましたが，日本人のイメージする「尊厳死」とも「自然死」とも異なります．伝聞によれば鎮静薬を使用して意識を落として（深く眠らせて）いるようですから，現在の考え方でいうならば，「鎮静死」（鎮静薬によって眠ったままでの死）になるかもしれません．

　ストックホルムの老人介護施設を見学した宮本医師夫妻によれば[6]，経口摂取が不可能になった高齢者に対する（日本では延命処置とは考えられていない）終末期の注射による抗生物質の投与や栄養の補給（胃瘻を含む）は，むしろ老人虐待と誤解されかねないそうです．したがって，日本で取りざたされるような「寝たきり老人」になる前に「（スウェーデン国民の概念による）自然死」の段階で亡くなっているということになります．

医療用麻薬は安楽死の薬剤ではない

　日本でも，医学・法律などの学問的な定義ではなく，庶民の感覚的レベルでの話や新聞・TV での取り上げ方をみても重要な事柄であるにもかかわらず，「安楽死」はかなり曖昧に理解されていると感じます．

　安楽死は，必ずしも「安楽に死ねること」ではありません．また「尊厳死」という言葉が尊厳ある死を意味するわけでもありません．良き死が穏やかな死とは限りませんし，眠るような死と眠ったままでの死とでは明らかに異なります．

　ポストマ事件ではモルヒネが用いられましたが，極めて特殊な例だと考えられます．モルヒネを使用したからといって安楽死が可能になるのは極めて稀な，しかも特殊な場合です．医療用麻薬での安楽死は不可能と考えた方がよいと思います．むしろ安易な使用法と杜撰な管理で米国のようなオピオイド危機（opioid crisis）を起こす可能性も高く，そちらの併害の方がはるかに恐ろしいことだと考えます．

文献
1）山室　誠．終末期医療から考えるいろいろな死．仙台市医師会健康だより．2021；118：2-7.
2）橋田寿賀子．安楽死で死なせて下さい（文春新書）．文藝春秋；2017.
3）西部　邁．死正論．日本文芸社；1994.
4）三井美奈．安楽死のできる国（新潮新書）．新潮社；2003.
5）宮下洋一．安楽死を遂げるまで．小学館；2017.
6）宮本顕二，他．欧米には寝たきり老人はいない—自分で決める人生最後の医療．中央公論新社；2015.

■医療用麻薬一覧表 (2019 年 12 月時点で使用可能なもの)

一般名	商品名	剤型・規格・濃度
モルヒネ	MS コンチン®	錠：10mg, 20mg, 30mg, 60mg
	MS ツワイスロン®	カプセル：10mg, 20mg, 30㎎, 60mg
	モルペス®	細粒：2%（10mg/0.5g/ 包, バラ）, 6%（30mg/0.5g/ 包, バラ）
	モルヒネ塩酸塩	末 錠：10mg/ 錠
	オプソ®	内服液：5mg/2.5mL/ 包, 10mg/5mL/ 包
	パシーフ®	カプセル：30mg, 60mg, 120mg
	アンペック®	坐剤：10mg, 20mg, 30mg
	モルヒネ塩酸塩 アンペック® プレペノン®*2	注（モルヒネ, アンペック®）：10mg/1mL/A（1%）, 50mg/5mL/A（1%）, 200mg/5mL/A（4%） 注（プレペノン®）：50mg/5mL/ 本（1%）, 100mg/10mL/ 本（1%）
オキシコドン*3	オキシコンチン®TR	錠：5mg, 10mg, 20mg, 40mg
	オキノーム®	散：(0.5%) 2.5mg/0.5mg/ 包, 5mg/1g/ 包, (1%) 10mg/2g/ 包
	オキファスト®	注：10mg/1mL/A, 50mg/5mL/A,
フェンタニル	イーフェン®	口腔粘膜吸収薬（バッカル錠）：50μg, 100μg, 200μg, 400μg, 600μg, 800μg
	アブストラル®	口腔粘膜吸収薬（舌下錠）：100μg, 200μg, 400μg
	デュロテップ®MT	貼付薬：2.1mg（12.5μg/h）, 4.2mg（25μg/h）, 8.4mg（50μg/h）, 12.6mg（75μg/h）, 16.8mg（100μg/h）
	ワンデュロ® フェントス®	貼付薬（ワンデュロ®）：0.84mg, 1.7mg, 3.4mg, 5mg, 6.7mg 貼付薬（フェントス®）：0.5mg, 1.0mg, 2mg, 4mg, 6mg, 8mg
	フェンタニル®	注：0.1mg/2mL/A, 0.25mg/5mL/A, 0.5mg/10mg/A
タペンタドール	タペンタ®	錠：25mg, 50mg, 100mg
メサドン	メサペイン®	錠：5mg, 10mg

投与経路	投与間隔	放出機構	製剤としての Tmax (h)[*1] (mean ± SD)	製剤としての 半減期 (h) (mean ± SD)
経口	12h ごと	徐放性	2.7 ± 0.8	2.58 ± 0.85
経口	12h ごと	徐放性	1.9 ± 1.3	ND
経口	12h ごと	徐放性	2.4 〜 2.8	6.9 〜 8.7
経口	4h ごと（定期投与） 1h ごと（レスキュー投与）	速放性	0.5 〜 1.3	2.0 〜 3.0
経口	4h ごと（定期投与） 1h ごと（レスキュー投与）	速放性	0.5 ± 0.2	2.9 ± 1.1
経口	24h ごと	徐放性	速放部：0.7 〜 0.9 徐放部：8.4 〜 9.8	11.3 〜 13.5
直腸内	6 〜 12h ごと（定期投与） 2h ごと（レスキュー投与）	（−）	1.3 〜 1.5	4.2 〜 6.0
（モルヒネ，アンペック®） 皮下，静脈内，硬膜外，くも膜下 （プレペノン®） 皮下，静脈内	単回・持続	（−）	静脈内：< 0.5	静脈内：2.0
経口	12h ごと	徐放性	3.5 ± 1.1	4.2 ± 0.4
経口	6h ごと（定時投与） 1h ごと（レスキュー投与）	速放性	1.7 〜 1.9	4.5 〜 6.0
静脈，皮下，硬膜外，くも膜下	単回・持続	（−）	（−）	3.3 ± 0.8
口腔粘膜吸収	4h 以上あけて 4 回 / 日まで	速放性	0.59 〜 0.67	3.37 〜 10.5
舌下錠	2h 以上あけて 4 回 / 日まで	速放性	0.5 〜 1.0	5.0 〜 13.5
経皮	72h ごと	徐放性	30 〜 36	21 〜 23
経皮	24h ごと	徐放性	18 〜 26	20 〜 26
静脈内，硬膜外，くも膜下	静脈・硬膜外：持続 くも膜下：単回	（−）	静脈内：直後 硬膜外：< 0.2 〜 0.5	静脈内：3.65 ± 0.17
経口	12h ごと	徐放性	5	5 〜 6
経口	8h ごと	速放性	4.9 ± 2.1	37.2 ± 4.6

一般名	商品名	剤型・規格・濃度
ヒドロモルフォン	ナルサス®	錠：2mg，6mg，12mg，24mg
	ナルラピド®	錠：1mg，2mg，4mg
	ナルベイン®	注：2mg/1mL/A，20mg/2mL/A
ペチジン	ペチジン塩酸塩 弱ペチロルファン® ペチロルファン®	注（ペチジン塩酸塩）：35mg/1mL/A，50mg/1mL/A 注（弱ペチロルファン®）： 1mL 中にペチジン 35mg ＋レバロルファン 0.4375mg 注（ペチロルファン®）： 1mL 中にペチジン 50mg ＋レバロルファン 0.625mg
コデイン	コデインリン酸塩	散：10mg/g（1％），100mg/g（10％） 錠：5mg，20mg

（日本緩和医療学会，編．がん疼痛の薬物療法に関するガイドライン2020年版／麻薬生産者協会，編．令和2年医療用麻薬要覧を参考に作成）

*1 Tmax（maxmum drug concentration time）：最高血中濃度到達時間．薬物投与後血中濃度が最大〈最高血中濃度〔Cmax〕〉に到達するまでの時間．

*2 プレペノン：販売名がモルヒネ塩酸塩注シリンジ「テルモ」に変更された．

*3 オキシコドン徐放薬のオキシコンチン®は2018年8月に発売中止となり，オピオイド乱用防止の観点からオキシコンチン®TR 錠(2018年12月販売)，あるいはオキシコドン徐放錠(2019年9月販売）に変更された．

■トラマドール一覧表 （2019年12月時点で使用可能なもの）

一般名	商品名	剤型・規格・濃度	投与経路	投与間隔
トラマドール	トラマール®OD	錠：25mg，50mg	経口	4〜6h ごと
	ワントラム®	錠：100mg	経口	24h ごと
	トラムセット®	錠：37.5mg	経口	4〜6h ごと
	トラマール®	注：100mg	筋肉内	4〜5h ごと

（日本緩和医療学会，編，がん疼痛の薬物療法に関するガイドライン2020版を参考に作成）

投与経路	投与間隔	放出機構	製剤としての Tmax (h)[*1] (mean ± SD)	製剤としての 半減期 (h) (mean ± SD)
経口	24h ごと	徐放性	3.3 ～ 5.0	8.9 ～ 16.8
経口	4 ～ 5h ごと	速放性	0.5 ～ 1.0	5.3 ～ 18.3
静脈内, 皮下	単回・持続	(－)	皮下：0.083 ～ 0.28	静脈内：2.5 ± 0.36 皮下：5.1 ± 3.5
皮下, 筋肉内, 静脈内	3 ～ 4h ごと	(－)	筋肉内：約 1h 静脈内：投与直後	筋肉内：3.3 静脈内：0.1 ～ 3.9
経口	4 ～ 6h（定時投与） 1h ごと（レスキュー投与）	速放性	0.8 ± 0.2	2.2 ± 0.2

放出機構	製剤としての Tmax (h)[*1] (mean ± SD)	製剤としての 半減期 (h) (mean ± SD)	特徴
速放性	トラマドール：1.2 ± 0.25 M1：1.5 ± 0.66	トラマドール：5.7 ± 1.1 M1：6.9 ± 1.9	オピオイド作用およびモノアミン増強作用によって鎮痛効果を示す. 代謝産物のM1がμオピオイド受容体の親和性が高い. モノアミン再取り込み抑制作用はM1よりトラマドールの方が高い.
徐放性	9.5 ± 2.8	6.4 ± 1.1	
速放性	トラマドール：1 ～ 1.8 アセトアミノフェン：0.8 ～ 1.0	トラマドール：5.1 ～ 5.6 アセトアミノフェン：2.8 ～ 3.3	トラマドール塩酸塩 37.5mg ＋アセトアミノフェン 32.5mg の合剤
(－)	ND	ND	

■医療用麻薬年表

年	オピオイドに関する事象	緩和ケアに関する事象
1732	「アヘン＋トコン」の mixture の発売	
1806	Friedrich Wilhelm Adam Sertürner（独）によりアヘンの有効成分が抽出され，ギリシャ神話の夢の神 Morpheus にちなんで morphinum と命名される	
1832	Pierre-Jean Robiquet（仏）がアヘンからコデインを単離	
1835	Pierre-Joseph Pelletier がアヘンからテバインを単離	
1842	アヘン戦争勃発	
1853	①注射によるモルヒネの投与が行われた（米）②米国の南北戦争の帰還兵がモルヒネの耽溺を起こし，「兵隊病」として広く知られるようになった	
1874	Charles Romley Alder Wright（ロンドンの St. Mary's Hospital Medical School の化学者）がヘロインを調合	
1898	Heinrich Dreser（独，アスピリンの開発者）の研究室で開発された新しい鎮痛性モルヒネ誘導体として，ドイツのバイエル社からヘロインが鎮咳薬として発売	
1901	北側乙治郎（名古屋），東 良平（金沢）が第3回外科学会にて，本邦初の脊椎麻酔の症例および世界初のモルヒネのくも膜下投与を報告	
1916	Martin Freund と Edmund Speyer（独）がテバインを原料としてオキシコドンを合成	
1937	Max Bockmühl と Gustav Ehrhart（独）がメサドンを合成	
1939	Otto Eisleb（独）らが meperidine（ペチジン）を合成	
1952	ブロンプトン・カクテルの処方が公表	
1960	Janssen Pharmaceutical のチームがフェンタニルを合成（1963年に市場に出た）	
1962		東京大学麻酔学教室にペインクリニックが開設
1967	Cecily Saunders（英）が St. Christopher's Hospice を創設	
1971	Avram Goldstein（米）がオピオイド受容体の存在を示唆	①筆者が東北大学医学部を卒業 ②『死ぬ瞬間』(キュブラー＝ロス著) 日本語版が刊行
1972	フェンタニルが本邦で発売	

年	オピオイドに関する事象	緩和ケアに関する事象
1973	① Solomon Snyder（米）がオピオイド受容体を発見 ②（英）Bronptom cocktail を鎮痛薬として承認	東北大学病院麻酔科にペインクリニックが開設
1975	① John Hughes と Hans Walter Kosterlitz（独）がメチオニンエンケファリンとロイエンケファリンを発見 ② Rabi Simantov と Solomon Snyder（米）がエンドルフィンを精製	
1976	① Martin らの研究グループが，オピオイド受容体の3型を発見し，それぞれに μ，κ，σ 受容体と命名 ② Tony L. Yaksh と Thomas A. Rudy（米）がラットのくも膜下腔に投与した微量モルヒネによる長時間の脊髄分節性の鎮痛作用を認める	
1977		第1回 日本死の臨床研究会が開催
1979	① Tony L.Yaksh（米）がくも膜下モルヒネ投与により脊髄分節性の鎮痛作用と脊髄にもオピオイド様物質の存在を提示 ② Josef K. Wang（中）らがくも膜下へのモルヒネの臨床応用に成功 ③ Murat Behar（トルコ）らが硬膜外へのモルヒネ投与による鎮痛法を確立	日本安楽死協会が設立
1981		①聖隷三方原病院に日本最初のホスピスが開設 ②日本安楽死協会が「尊厳死協会」と改称
1982	WHO 3段階除痛ラダーを含む WHO がん疼痛救済ガイドライン暫定指針が起案	
1984	第4回世界疼痛学会（於：ミラノ）で WHO がん疼痛救済プログラムについて公式に言及	淀川キリスト教病院に西日本最初の病棟型ホスピスが開設
1987		昭和天皇の手術（9月）
1989	モルヒネの持続静注法の報告（雑誌「ペインクリニック」に掲載）	「仙台ターミナルケアを考える会」が発足
1990	硫酸モルヒネ徐放薬（MS コンチン®錠）が発売	①『WHO 方式がん疼痛治療法』 ②『病院で死ぬということ』（山崎章郎著）が刊行
1991		東海大安楽死事件
1992		山本七平氏が「MS コンチン教」を提唱

年	オピオイドに関する事象	緩和ケアに関する事象
1997		①東北緩和医療研究会が発足 ②朝日新聞に灰谷健次郎氏の「いのちまんだら」が掲載
1998	モルヒネ注射液の院外処方が認可	①在宅支援診療所岡部医院が開業 ②仙台スペルマン病院に宮城県最初のホスピス病棟が開設
1999		仙南保健所主導の仙南在宅ホスピスケア連絡会が発足
2000	星薬科大学の成田らが「オピオイド研究の新しい展開」の論文で疼痛下におけるモルヒネの精神依存抑制の機序についての研究報告	東北大学病院に国立大学最初の緩和ケア病棟が開設
2001	①モルヒネ徐放細粒薬が発売 ②モルヒネ注射液200mg（4%）が発売	
2002	本邦で経皮吸収型持続性がん疼痛治療薬「デュロテップ®パッチ（フェンタニルのリザーバー製剤）が発売	①WHOが「緩和ケア」の概念改変（早期からの開始が推奨となる） ②宮城県立がんセンターに緩和ケア病棟が開設
2003	オキシコドン徐放薬（オキシコンチン®錠）が発売	
2006	①麻薬管理マニュアルが改訂 ②全身麻酔薬レミフェンタニルが発売	①日本緩和医療学会が発足 ②在宅療養支援診療所の制度が新設
2007	①オキシコドン速放製剤が発売 ②ケタミンが麻薬取締り対象薬品に ③麻薬及び向精神薬取締法施行規則が一部改正 ④オキノーム®散が発売	がん対策基本法が施行
2008	①経皮吸収型持続がん疼痛鎮痛薬デュロテップ®MTパッチ（フェンタニルパッチのマトリックス製剤）が発売 ②リタリンの緩和医療領域での使用が事実上不可に ③都道府県がん対策推進計画が策定 ④がん診療医を対象とした研修会が開始	①東北大学大学院医学系研究科に緩和医療学分野が発足 ②フジテレビがドラマ『風のガーデン』を放送
2010	①デュロテップ®MTパッチが慢性疼痛に適応 ②トラマドール錠が発売	週刊文春に「痛みに鈍感な医師」が掲載
2012	オキシコドン注射剤が発売	
2013	①メサドン錠が発売 ②フェンタニル口腔粘膜吸収薬（舌下錠, バッカル錠）が発売	

年	オピオイドに関する事象	緩和ケアに関する事象
2014	タペンタドール徐放薬が発売	
2015		痛みが原因での安楽死裁判（千葉地方裁判所にて）
2016		オピオイド使用外来患者の乱用・依存に関する適正使用調査
2017	ヒドロモルフォン徐放錠・速放錠が発売	
2018	オキシコドン TR 錠が発売	①国際疾病分類が改訂②国立がん研究センター遺族調査
2019		仙台ターミナルケアを考える会が 30 周年を迎える

（痛みと鎮痛の歴史年表〔http://plaza.umin.ac.jp/~beehappy/analgesia/history-opium.html〕，ホスピス緩和ケアの歴史を考える年表〔https://www.hospat.org/assets/templates/hospat/pdf/hakusyo_2012/2012_12_1.pdf〕を参考に作成）

おわりに

　本書執筆の動機は，「オピオイドの素晴らしい恩恵」を，医療者の惰性的がん疼痛治療と患者・家族による悪気なき杜撰な管理のために手放すようなことがあってはならないという危機感です．

　筆者がモルヒネの素晴らしさと恩恵を実感したのは，緩和ケアに携わる多くの医者と異なり，「たった1粒のモルヒネ（錠）」ではなく，「たった数滴のモルヒネ注射液」です．それは硬膜外腔へのモルヒネ・局所麻酔薬混合溶液注入からモルヒネとのお付き合いが始まったからです．0.1〜0.2 mLのモルヒネを局所麻酔薬に混ぜるだけで，医者と患者さんの双方が手を取りあって喜ぶような鎮痛が得られたのです．この時の感激を決して忘れてはならないと思っています．

　がん疼痛のために自ら命を絶つこともあるような時代に，がん疼痛治療に携わってきた我々の世代は，オピオイドによる素晴らしい恩恵を受けられるようになるとともに，ケタミンとリタリンというがん疼痛治療における貴重な薬剤の使用制限も経験しています．だからこそオピオイドも，今のままの使用法が続けば，場合によっては厳しい制限が掛かるのではないかとの危険性を肌で感じています．

　しかしながら，そんなきな臭い気配を皆さんにお伝えすべく書き上げた文章を改めて読み直すと，医療用麻薬に関する「苦労話」や「思い出話」，まさに爺様医者の酔言酒語になってしまった感は否めません．しかし，その歩みの中から，不適正使用によるオピオイド危機（opioid crisis）とは決して麻薬の杜撰な管理ばかりではなく，非有効性疼痛への使用による傾眠やchemical copingなど一見些細な現象から始まるということを学んでいただければ幸いです．

二塁への代走

　作家の池澤夏樹氏は，2020年6月1日の毎日新聞に寄せた「疫病と人間」という文章の中で，コロナ禍にある私たちに対して「二塁にいるから自分が二塁打を打ったと思っているが，違うよ，君たちは二塁で生まれただけなんだ」と，人類がこれまで出遭ったいくつかの疫病の歴史を通して訴えておられます．

　これをそっくりオピオイド危機に当てはめていわせていただくと，「がん患者の絞り出すような痛みの呻吟を聞かなくてもよい時代に医療従事者として働いていら

れる君たちは，二塁打を打った殊勲者ではなく，二塁ランナーの代走に出されただけなんだよ」となるのではないでしょうか．「麻薬に対する誤解や偏見という剛速球をようやくヒットにして一塁ランナーになったものの，厳しい麻薬取締法という牽制球のために一塁ベースから一歩も動けなかったところを，チームメイトの犠打（送りバント）によってようやく二塁ベースにたどり着いた貴重な二塁ランナーの代走として送られたのが君たちですから，三塁への進塁はもちろん，ホームまで達する義務があります」と呼びかけたいのです．

これからのがん治療の進歩に伴う長期生存，早期からの緩和医療，超高齢社会で起こる long-term, polypharmacy，オピオイド危機の予防や ACP の遂行という厳しい条件のもとで，期待を背負って二塁ランナーの代走として送り込まれたのが現在を生きるがん疼痛治療に携わる医療者だと考えます．

マニュアル化した鎮痛法をマニュアル通り行うだけ，あるいは製薬会社の宣伝文句を鵜呑みするだけでよいのなら，代走は不要です．また，牽制球でアウトになったりするようならば，先人の苦労や業績を無駄にするだけです．

進歩著しいがん治療に対応したがん疼痛治療を担うことを期待されています．そして緊急課題はがん患者の遺族に「最後の 1 週間は“酷い痛み”があった」（国立がん研究センターの遺族調査 2018，105 ページ参照）といわれないような「周看取り期」の達成です．

医療界の池上彰さん的存在によるコーディネイト（coordinate）

がんに限らず，医療を語る場合によくみられるシェーマでは，真ん中に患者さんがいて，その周りを同心円上に様々な職種（よくいえば専門家，悪くいえば自分の専門領域しか知らない人たち）が配置され，そこから患者さんや家族に向かって矢印が引かれています．「あなたが中心で，あなたの意向に沿って対応します」という意思表示らしいのですが，このシステムでは成果は上げられないように思われます．

ここではがん疼痛治療に限定して述べますが，専門性が進んで細分化された現代の医療体制では，緩和ケアも，医療の一分野として「初めまして医療」での対応が迫られています．このようなシステムの中で「合同カンファランス」とか「カルテへの記載」によって情報が共有されているとはいわれるものの，実情は患者さん・家族と担当の医師，看護師，理学療法士，薬剤師のそれぞれが個別的に 1 対 1 の関係で対応しているに過ぎません．

　本文中でも「患者さんは痛みの玄人，鎮痛薬の専門薬剤師，そして専門理学療法士でもある」と記載しましたが，自らの痛みを最もよく知っている患者さんと家族が痛みの治療チームの一員として加わり，席を同じくして痛みの治療の方針を定める集学的治療法が必要だと考えます．

　しかし，それには大きな障壁があります．その1つが，それぞれの専門分野の人々が不得意な分野も抱えながら，患者さんを含めてお互いに双方向性に話し合うことの難しさです．それが可能になるためには，医療分野での「池上彰さん的存在」が必要だと思います．

　今は行政の世界でも窓口を1つにし，訪れた利用者の用件を聞いて多くの担当課を同時に動かすための総合受付方式が試みられています．何に困っているのか，あるいは何に支障をきたしているのかを1つの窓口で相談すれば，総合受付の方がコーディネイトして専門（担当）分野が動けるようにいろいろな試みが行われています．

　総合というと何でも広く浅くしか対応できないというイメージが付きまといますが，決してそうではないはずです．患者さんとそれぞれの専門領域の人との間，さらに専門領域の人同士の間を取り持って，お互いにわかりあえるように共通言語を駆使する優れたコーディネーター能力を併せもつ「医療界の池上彰さん的存在」の人材がいればそれが可能になるのではないでしょうか．

　荒唐無稽に思われますが，移植コーディネーターは筆者がイメージする役割をこなしているように感じます．各分野が専門化し，発展すればするほど，このような人材とシステムが必要になるのではないでしょうか．

　もう1つの障壁が，1人の患者さんの痛みのために，しかも患者さん自身を交えて大勢の担当分野の方々が一堂に会することの困難性です．しかし，オンライン（online）での会議・カンファランスを経験して（当院スタッフの敬老精神に助けられて，ほんの少し対応できるようになった初心者に過ぎませんが），スマホやタブレットを自由に使いこなすこれからの人々には決して不可能な話ではないと考えるようになりました．

本書の出版に関する事柄

　医療用麻薬に関する講演会・研修会は多いのですが，出席者の多くは自分の担当領域の中でも得意分野には関心を示し，より深く学びたいと真剣に聴いたりメモを取ったりします．しかし苦手な分野は，たとえそれが必要な分野であっても敬遠す

る傾向がみられるようです.

　医療用麻薬の講義の評価を例として挙げますと，看護師さんからは「どこぞやの偉い先生がきて，何やら痛みの評価とか痛みの機序とか，私たちにはあまり役に立ちそうもない，小難しいことを話していった. もっと患者さんの実際の苦痛に即した話をしてほしかった」という厳しい感想が，陰口のようにひそやかに聞こえてきました. 一方，薬剤師さんに同じ話をした場合は「もっと薬の適応とか副作用対策など，投与量も提示してより具体的に，薬剤師が関わっていくべき臨床現場での役割などについて有用な話が聞きたかった」と，自らの守備範囲内の話を希望する声に変わります.

　そこで書名を『医療用麻薬』ではなくあえて『医療用麻薬物語』とするなど配慮したのですが，この対象読者層の曖昧さと総花的な内容が仇となって，出版はこれまでになく難航しました. 辛うじて，『がん患者の痛みの治療』などを出版させていただいた昔の誼みで，中外医学社が出版を引き受けてくれました.

　（なお，本書の副題『職人技としてのがん疼痛治療』は，フランスの宗教画家ジョルジュ・ルオーの言葉「人はまず職人になることから始める. ——次いで可能な場合は芸術家になる. しかし，くだらない芸術家になるよりは，よい職人である方がよくはないか」を参照しました.）

　しかしいざ校正に入ると，今度は「自らの老い」に悩まされました. 例えば同じ話の繰り返しや reference の挿入場所の誤り，資料の紛失などで，担当者の上村裕也氏，鈴木真美子氏には多大なご迷惑をお掛けすることになってしまいました. 1年近くかけて，ご両名からの適切な校正アドバイスと丁重な叱咤激励のお陰で，とにもかくにも上梓されるまでに至ったことにはひたすら感謝するばかりです.

　オピオイドが使用されるまでの歩みを通じて，オピオイドの有効性ばかりでなく限界も併せて知り，「がん患者の痛みの治療」に役立てていただければ幸いです.

　医療用麻薬に関する歴史や最近の状況などについて資料を取り寄せてくれるなどのご協力を下さった塩野義製薬，久光製薬・協和発酵キリンの皆さま，またいろいろな相談に応じて忠告して下さった宮城県立がんセンター緩和ケア内科科長の中保利通先生，資料集めなどにご協力下さった岡部医院仙台の看護師の小竹秀美さんに感謝申し上げます.

　最後になりましたが，中外医学社の青木滋社長をはじめとする皆さまに深謝いたします.

索引

あ

アスピリン	23, 25
アヘン	3
依存	4
身体的依存	4
心理的（精神的）依存	4
耐性	4
中毒	6
アヘン系麻薬	4
アヘン様物質	15
アロディニア	50
安楽死	149, 150
安楽死協会（日本）	2
安楽死相談ホットライン	154

い

意識を保つ終末期のための鎮痛医療	115
意志の力による呼吸停止	97
意思表出能力	71
痛がり屋	37
痛みからの救出	81
痛みからの救出のための薬	81
痛み刺激	66
痛み中枢	70
「痛みなく過ごせたか？」の質問	105
痛みの急激な再発	99
痛みの性質や種類	64
痛みの増幅	37
痛みの強さ	85
痛みの二重性	68
痛みの防御機構	68
痛みを説明する言葉	83, 88, 107
医療用麻薬	46, 140

え

会陰部痛	116
延命治療	150

お

オキシコドン	iii, 50
オキシコンチン TR	54
お試し・効果確認投与	77, 82
オピエート	15
オピオイド	15
過量投与の前兆	64
使用障害	27
体内量	85
中止	27
鎮静薬との併用	98
適正使用	82
投与の normalization	60
疼痛時頓用の意義の変遷	81
不適正使用	82
不適切処方	27
オピオイド危機	27, 139
オピオイド受容体	14, 15
オピオイドスイッチング	62
オピオイド非有効性疼痛	76, 89
オピオイド誘発性便秘	138
オピオイド溶液作成時の濃度間違い	98
オピオイド力価の換算間違い	98
オピオイドローテーション	61
オピスタン	2, 6

か

外照射	128
外側脊髄視床路	69
覚せい剤	26
隠れた火傷症候群	37
下行性刺激	67
下行性疼痛抑制系	69
片仮名語	iv
患者・家族への十分な説明と納得	107
間接的安楽死	151
がんで死ねる国	97

がん疼痛救済プログラム　22
がん疼痛治療科　108
がん疼痛治療のガイドライン　22
がん疼痛治療のマニュアル化　23
がん末期医療に関するケアのマニュアル　25

き

キシロカインスプレー　118
キシロカインゼリー　118
拮抗性麻薬鎮痛薬　7, 46
筋筋膜性疼痛　90, 130
禁断症状　4
筋膜はがし　130

く

くも膜下神経根ブロック　10
くも膜下脊髄鎮痛法　119, 120
くも膜下モルヒネ注入法　119
クレス・レオネッティ法　151

け

携帯型持続注入器　48
経皮的コルドトミー　10, 11, 102
傾眠　64, 110
　誘発　89
外科的除痛法　23
ケミカルコーピング　47, 140

こ

抗凝固薬　127
高濃度モルヒネ溶液　48
硬膜外脊髄鎮痛法　119, 120, 122
硬膜外ブロック　8, 9, 16, 40
肛門部痛　116, 117
コカイン　19
呼吸調節における二重支配　97
呼吸抑制　44
　拮抗薬　99
呼吸量　95
骨転移　128
コデイン　25
ゴムパッチン現象　134
コンチン教　39, 40

さ

最強の鎮痛法　119, 120, 124
盃を開く方向に働く因子　44
盃を伏せる方向に働く因子　45
酒と盃の仮説　43, 45
サドルブロック　10, 116
三叉神経（各枝）ブロック　118
三叉神経節ブロック　118

し

自殺幇助　153
自然死　149, 152, 155
自然死法　154
自然治癒力　32, 78
自然の死期　150
慈悲殺　2, 144
死亡1週間前の痛み　105
弱オピオイド　104
ジャンプサイン　131
終末期のせん妄　111
消極的安楽死　151
上腹部臓器のがんの痛み　115
侵害刺激　68, 123
神経障害性の痛み　117
神経破壊薬　10

す

スインプロイク　138
ストレス鎮痛　70

せ

正座から解放された時のしびれ　91
正座中のしびれ　91
生体防御機構の維持　68
脊髄視床路　69
脊髄鎮痛法　119
脊髄のオピオイド受容体　16
積極的安楽死　151
セロトニン作動性線維　69
前医からの継続薬　93
選択的鎮痛法　16

そ

ソセゴン中毒	7
ソフトな安楽死	151
尊厳ある死	152
尊厳死	149

た

体外留置法	122, 124
帯状疱疹後神経痛	92
帯状疱疹の痛み	92
タイトレーション	36
大麻	26
多剤併用	35, 94
多罪乱発	35, 94
多剤乱用	94
ダブルブロック	30, 35
タペンタドール	103
炭酸ガスの体外排出	94
短時間性オピオイド	84

ち

中等度の痛み	30
超短時間性オピオイド	84
治療抵抗性の痛み	107
治療の差し控え	152
治療の中止	152
鎮静	12, 110
鎮静率	106
鎮痛効果	30
鎮痛補助薬	117
鎮痛薬	32
一定時間ごとの服用	32
経口的な定時的服用法	32
血中濃度維持	32
効果の維持	78
持続静注	32
持続皮下注	32
鎮痛力	30

つ

椎体形成術	129
痛覚過敏	50
強い麻薬	30

て

手当て	129, 131
テバイン	50
天井効果	41, 46

と

疼痛時頓用加算法	30, 36, 37
疼痛時頓用薬	36
突出痛	81, 83, 85
突発痛	83
ドパミン	45
トラマール	31
トラマドール	31, 104
トラムセット	31
トリガーポイント	130
トリガーポイント注入法	90
トリガーポイントブロック	130
頓服	79
頓服的用法	32
頓用	32, 79

な

内因性モルヒネ	14, 15
内側脊髄視床路	69
ナルデメジン	138
ナロキソン	99
難治性疼痛	108, 117, 119

に

| 入門薬 | 140 |

ね

| 眠気なき無痛終末期 | 115, 147 |
| 眠気を伴う薬剤 | 90 |

の

| 脳下垂体アルコールブロック | 10, 11 |
| ノルアドレナリン作動性線維 | 70 |

は

パターン化した対応	60
バルーン型携帯型持続注入器	48
半貼り方式	55

■ ひ

非言語的意思疎通	88
引っ張り治療	134
ヒドロモルフォン	104
非麻薬扱い	104
微量注入ポンプ	124

■ ふ

フィードバックなき終末期医療	143
フェンタニル	55
違法な—	57
脂溶性	55
腹腔神経叢ブロック	10, 115, 137
不動の悪循環	90, 130
ブロンプトン・カクテル	18
分子標的薬	109

■ へ

平穏死	149, 154
ペインクリニック	8
ペチジン	6
ヘロイン	20
ペンタジン中毒	7
ペンタゾシン	2

■ ほ

放射線療法	128
発作痛	83

■ ま

埋没法	124
麻薬	26
恩恵と注意点	iv
トラブル	20
横流し	20
麻薬依存	4
麻薬及び向精神薬取締法	26
麻薬指導・管理	20
麻薬耽溺	4
麻薬中毒	4
麻薬中毒届	20
麻薬取締法の改正	26
慢性がん関連痛	89

■ み

耳なし芳一状態	57

■ む

無国籍語	iv
無痛分娩	12

■ め

メサドン	103
免疫関連事象	110
免疫チェックポイント阻害薬	109

■ も

モルヒネ	23, 25
過量投与	44
拒薬要因	34
高用量・高濃度注射液アンプル	42
呼吸困難感への使用	95
持続皮下注	47
至適投与量	36
定期投与分	36
定時投与量	80
疼痛患者への限定投与	47
疼痛時頓用分	36
投与回数制限	2
皮下注射	6
本格的持続静注法	41
前倒し使用	80
モルヒネ水	29
モルヒネ版薬剤負荷試験	82
モルヒネ非有効性の痛み	37
モルヒネ有効性の痛み	38
モルヒネ-6-グルクロニド	50
門扉開閉調節	69

■ や

薬剤整理	123
薬剤負荷試験	75
薬剤有害事象	109
薬物的猿轡	35, 110, 130
安らかな死	152
薮医者方式	30, 34, 93
山室の模式図	151

山本七平氏 9

ゆ

有効限界 46
有痛性骨転移 128

よ

4つのA 142
弱い痛み 30
弱い麻薬 30

ら

ランナーズハイ 70
乱用防止 iii, 54

り

リタリン 26
硫酸モルヒネ 38
リン酸コデイン 23
リン酸コデイン配合剤 30

れ

レスキュー薬 33

ろ

老衰死 149, 154
肋間神経ブロック 10
ロペミン 138
ロペラミド 138

A

A-δ 線維 68, 75, 123
acetaminophen 31
ACP（advance care planning） 64
attention to detail 29

B

BSC 132
by mouth 29
by the clock 29
by the ladder 29

C

C- 線維 68

ceiling effect 46
chemical coping 47, 140
Claeys-Léonetti 法 151
CO_2 ナルコーシス 44, 95

D

death with dignity 153
DNAR 151
DNR 151
do 処方 140
dopamine 45
drug challenge test（DCT） 75

F

fentanyl iii, 55
for the individual 29

G

gate-control 69
gate way drugs 140
ghost pill 52
ghost tablet 52

H

hydromorphone 104

J

jump sign 131

L

long-term, polypharmacy 93, 94

M

methadone 103
modified NLA 2, 12
morphine version DCT 77, 82
myofascial pain syndrome（MPS） 99, 130
myofascial release 130

N

Na^+ channel 遮断薬 119
NLA（neurolept anesthesia） 12
non-verbal communication 88
NSAIDs 2

numerical rating scale（NRS） 83

O

opioid crisis 27, 139
opioid induced constipation（OIC） 138
opioid rotation 61
opioid switching 62
opioid version DCT 81
oxycodone iii, 50

P

PEACE プロジェクト 71
peaceful death 152
polypharmacy 123

R

radiological intervention（RIV） 129
rapid onset opioids（ROO） 84
runners high 70

S

Saunders, C. の処方 18
SCEN 154
selective analgesia 16
short acting opioids（SAO） 84

spinal analgesia 119
stir-up 99

T

tapentadol 103
thebaine 50
tramadol 31, 104
Tramal 31
Tramcet 31
trigger point 130
trigger point block（TPB） 130

V

visual analog scale（VAS） 83

W

WHO Draft Interim Guidelines
on Relief of Cancer Pain 22
WHO がん疼痛治療暫定指針 22, 24
WHO の 3 段階除痛ラダー 23
WHO 方式 25
with attention to detail 76
withdrawal 152
withholding 152

著者略歴

1964 年　麻布高校（東京）卒業
1970 年　東北大学医学部卒業，同麻酔科学教室に入局
仙台市立病院，NTT 東北病院，宮城県立がんセンター麻酔科を経て
1999 年　東北大学大学院医学系研究科疼痛制御学分野教授
　　　　　東北大学病院緩和ケアセンターセンター長に就任
2008 年　退職後，八戸看護専門学校学校長を経て
2013 年より在宅支援診療所岡部医院仙台へ勤務　現在に至る

いりょうようまやくものがたり
医療用麻薬物語
しょくにんわざ　　　　　　　　　　とうつうちりょう
―職人技としてのがん疼痛治療―　　　　　　　Ⓒ

発　行	2021 年 10 月 1 日　1 版 1 刷		
著　者	やま　むろ　　まこと 山　室　　誠		
発行者	株式会社　中外医学社		
	代表取締役　青　木　　滋		
	〒 162-0805　東京都新宿区矢来町 62		
	電　話　　（03）3268-2701　（代）		
	振替口座　00190-1-98814 番		

印刷・製本/横山印刷㈱　　　　　　　〈MS・HU〉
ISBN978-4-498-11716-7　　　　　　Printed in Japan